Moïra Müller

Moïra, 16 Jahre

»Ich hatte Anorexie«

Moïra Müller

Moïra, 16 Jahre »Ich hatte Anorexie«

Tagebuch einer Heilung

Aus dem Niederländischen
von Marianne Holberg

Verlag Urachhaus

Die niederländische Originalausgabe erschien 2000
unter dem Titel *Moïra, 16 jaar en genezen van anorexia*
im Verlag Indigo, Zeist.

Die Übersetzung wurde durch das Ministerium für
Städtebau und Wohnen, Kultur und Sport des Landes
Nordrhein-Westfalen finanziell gefördert.

ISBN 3-8251-7342-9

2. Auflage 2003
Erschienen im Verlag Urachhaus

Umschlaggestaltung: Uschi Weismann unter Verwendung zweier
Fotografien von Moïra Müller
Gesamtherstellung: Clausen & Bosse, Leck

Einleitung

Als ich zehn Jahre alt war, fing ich an, ein Tagebuch zu führen, weil ich Schriftstellerin werden wollte. Zunächst schrieb ich nur selten etwas hinein, aber je schlechter es mir ging, desto häufiger nahm ich es zur Hand. In diesem Tagebuch kann man nachlesen, wie sich die Krankheit Anorexie in mein Leben eingeschlichen hat, wie sie gesiegt und mein Leben beherrscht hat, aber auch, wie ich gekämpft habe, um gesund zu werden, und wie ich damit umgegangen bin, als ich einmal aus der Todesgefahr heraus war.

In erster Linie habe ich alles für mich selber zu Papier gebracht. Anfangs, um es mir von der Seele zu schreiben, später, damit ich all die Dinge, die ich durch meine Krankheit gelernt hatte, nicht vergessen würde. Da ich nicht hinterher, sondern im Augenblick selbst all meinen Schmerz, meine Tränen, mein Glück und meine Freude aufgeschrieben habe, kann man, glaube ich, die Ereignisse ganz unmittelbar nachempfinden. Zugleich sehe ich jetzt aber auch, wie ich damals Sachen verdreht habe, wie ich mich selber beschwindelt oder einfach gar nicht aufgeschrieben habe, was wirklich passiert war. Deshalb habe ich von meinem jetzigen Standpunkt aus nachträglich noch Kommentare hinzugefügt, die zwischen den Tagebuchaufzeichnungen stehen und kursiv gesetzt sind.

Das Buch besteht aus drei Teilen. Teil eins zeigt ein Bild meines Lebens, bevor ich krank geworden bin. In Teil zwei wird sichtbar, wie die Anorexie zuerst langsam, dann aber immer deutlicher in mein Leben eingedrungen ist und mich buchstäblich besiegt hat. Teil drei beschreibt meinen Heilungsprozess.

Dies sind meine Erfahrungen, und ich will nicht behaupten, dass sie für jeden gelten. Jeder Mensch ist anders, und bei jedem äußert sich die Krankheit auf andere Weise und hat auch eine andere Ursache; dennoch gibt es Gemeinsamkeiten. Ich will auch nicht behaupten, mein Buch könne Menschen heilen; das kann niemand außer der Betroffenen selbst. Ich möchte erreichen, dass andere Mädchen es wagen, sich selbst in meiner Geschichte wiederzuerkennen, und dass auch ihre Umgebung erkennen kann. Und mein größter Wunsch wäre es, mit diesem Buch jenen Mädchen zu helfen, die diese Krankheit haben, damit sie sehen, dass sie nicht die Einzigen sind und dass es wirklich möglich ist, stärker zu werden als die Anorexie und sie zu besiegen.

Während meines Heilungsprozesses haben die Menschen, die mich begleiteten, das Essen nicht in den Mittelpunkt gestellt. Meine Umgebung hat es mir vielmehr ermöglicht, erst einmal seelisch gesund zu werden und danach auch körperlich – bis ich von mir aus wieder anfangen konnte zu essen. Ich hoffe, mit meinem Buch zu einem anderen Umgang mit Anorexie beizutragen: dass man mehr auf die Person, auf das Wesen hinter der Krankheit schaut und dieses als Ausgangspunkt nimmt und nicht das Krankheitsbild oder einzelne Symptome.

Ich muss gestehen, dass es ein sehr unangenehmes Gefühl ist, sich so bloßzustellen. Dies ist nicht irgendein Buch, sondern ich bin es selbst, in meiner ganzen Hässlichkeit und Schönheit. Dennoch tue ich es, weil ich weiß, wie viele andere Mädchen sich jetzt fühlen, und weil ich selbst viel davon gehabt hätte, wenn ich in dieser Zeit ein Buch einer Schicksalsgenossin hätte lesen können.

Moïra Müller
Amsterdam, März 2000

TEIL EINS

Humpolec (Tschechien)

Sommer 1993 - zehn Jahre alt

Ich sitze auf der Holzveranda und schaue auf unser Grundstück. In der Ferne höre ich die Pferde wiehern. Meine Mutter und meine Schwester schlafen, und mein Vater ist gerade für fünf Tage in die Niederlande gereist.

Heute Morgen bin ich durch die herrliche Gegend von Sumava geritten, es war wunderbar. Ich galoppierte über weite Wiesen; das blühende Gras wogte im Wind, und ein Hirsch stand dort, stolz und vornehm. Ohne Sattel ritt ich im Galopp gegen den Wind über die Felder. Mein Haar wehte hinter mir, und ich bekam Tränen in die Augen. Ich spürte die warme Haut des Pferdes unter mir. Ich habe Vertrauen zu ihm; wir sind eins, mein Pferd und ich. Es ist so schnell, dass ich fast nicht mehr spüre, dass es läuft. Seine Hufe scheinen den Boden kaum zu berühren.

Vier Pferde gibt es im Dorf, eins so eigenwillig und ungezogen wie das andere. Auf einem von ihnen, einem temperamentvollen Araber, reite ich immer. Das ist harte, aber schöne Arbeit: die Ställe ausmisten, striegeln und longieren. Die Pferde laufen frei herum, und wenn es zu warm wird, kommen sie von selbst zurück zu ihrem Stall. Frühmorgens höre ich oft ein schnüffelndes Geräusch an meinem Fenster. Dann öffne ich es, und eines der Pferde schaut mich mit seinen großen und treuen Augen an.

Sumava in Süd-Tschechien wird als der letzte Urwald von Europa bezeichnet. Es ist eine Gegend, wo die Natur noch ganz sich selbst überlassen ist, wo die Wälder undurchdringlich sind, mit Moosen und Farnen in vielen Schattierungen von Grün, und wo umgefallene Bäume wieder zu leben beginnen. Märchenwälder, in denen man sich noch vorstellen kann, dass Trolle und Zwerge dort leben. Es gibt wild schäumende Flüsse, kleine plätschernde Bäche, Moore, weite Wiesen, die kein Ende nehmen, mit hohem Gras und blühenden, duftenden Blumen. Wilde Obstbäume, die im Frühling übersät sind von weißen, rosa und gelben Blüten. Laubbäume, weiße Birken, deren Blätter leise im Wind rascheln; gewaltige Linden, mehrere hundert Jahre alt, die einsam auf einer Wiese stehen. Viele Stellen mit einer Aussicht, von der man gar nicht genug bekommen kann: wellige Hügel, wilde Berge. Die Landschaft ist so abwechslungsreich und dennoch im Gleichgewicht. Und in dieser Pracht ist kein Mensch zu sehen; nur die Tiere, die fast keine Scheu vor dem Menschen kennen. Und hier haben wir unseren Bauernhof, auf dem wir die Ferien verbringen und mein Vater und meine Mutter Kurse geben.

Humpolec ist ein Dörfchen von acht Häusern ganz oben auf einem Berg. Auf dem Dorfplatz (einem Stückchen Rasen) steht ein Brunnen aus Granit. Wenn man sich auf seinen Rand stellt, sieht man Schloss Kasperk. Es gibt weder Elektrizität noch fließend Wasser, es gibt keine großen Straßen, nur schmale, holprige Sandwege. Licht machen wir abends mit Kerzen, Petroleumlampen oder einem Lagerfeuer. Im Winter sorgen der Kamin und der Kohlenofen für Wärme. Wasser holen wir am Brunnen, und an der Pumpe waschen wir uns.

Vor einem Jahr, als ich neun war, haben meine Eltern diesen Bauernhof gekauft. Ich war damals bei Arina und Jord Hoogenhoek, unseren Freunden, zu Besuch. Sie haben zwei Kinder: Daniel, so alt wie ich, und Sophie, die etwas älter ist als meine kleine Schwester Julia. Wir verbringen oft die Ferien zusammen. Die ersten, an die ich mich erinnern kann – ich muss damals ungefähr sechs Jahre alt gewesen sein – würde ich nicht gerade unsere schönsten Ferien nennen.

Alle zusammen waren wir in ein kleines Dorf in Frankreich gefahren. Wir hatten ein Haus bei Bauer Isidor gemietet. Die Hoogenhoeks wohnten ein Stück weiter auf dem Campingplatz. Unser Haus stand gegenüber einem Kirchhof, ein gutes Vorzeichen!

An einem schönen Sommertag beschlossen wir, Pilze zu suchen. Mein tschechischer Onkel Lubosch (mein Vater stammt aus Tschechien) kam auch mit. Er verstand viel von Pilzen, jedenfalls dachten wir das. Wir hatten volles Vertrauen zu ihm. Julia saß bei meinem Vater auf den Schultern; wir waren alle bester Laune und ahnten nicht, was uns erwartete. Wir hatten einen Korb voller Pilze und Brombeeren und wollten gerade nach Hause gehen, als Papa einen riesengroßen Pilz sah. Wir liefen hin und Papa sagte: »Ein typisches Beispiel für einen giftigen Satanspilz.« Und er legte diesen rot-gelben Pilz triumphierend auf unser schwarzes Auto. Onkel Lubosch, störrisch und eigensinnig, überzeugte Papa davon, dass es kein giftiger Pilz sei. Wir nahmen ihn mit, und bald drang uns ein herrlicher Duft entgegen.

Nach dem Essen gingen Daniel und ich noch mal kurz zu Bauer Isidor. Als wir zurückkamen, herrschte große Aufregung vor unserem Haus. Ein Rettungswagen stand vor der Tür, und Arina und Papa, die am meisten gegessen hatten, wurden ins Krankenhaus gebracht. Ich konnte es nicht fassen, fing zu weinen an und fragte: »Stirbt Papa jetzt?«

Aber auch wir hatten davon gegessen. Jord, so elend ihm auch selbst war, brachte uns ins Krankenhaus. Uns wurde schlecht im Auto und wir hatten nur eine Schüssel, die von einem zum andern weitergegeben wurde. Alles in allem ein furchtbares Theater. Schließlich kamen wir beim Krankenhaus an und wurden in verschiedene Zimmer gebracht, wo uns der Magen ausgepumpt werden musste. Die französischen Krankenhäuser sind nicht gerade berühmt für ihre

Freundlichkeit, oder besser gesagt, überhaupt nicht. Die gingen also grob mit mir um. Vier Schwestern hielten meine Arme und Beine fest, der Doktor schob mir einen Schlauch in den Hals, und die Schwestern gossen literweise Wasser hinein. Das blieb nicht lange drinnen, und ich brach es wieder heraus. Das war, wie mir später klar wurde, auch ihre Absicht. Es war nicht gerade ein Vergnügen, aber glücklicherweise leben wir alle noch.

Danach habe ich vier Jahre lang zuerst immer nach dem Haltbarkeitsdatum gesehen und mich nicht getraut, etwas zu essen, bevor ein anderer davon gegessen hatte. Daniel und Sophie hatten überhaupt keine Probleme deswegen.

Aber ich schweife ab, wo war ich noch stehen geblieben? Oh, ja, ich schlief bei Arina und Jord, weil mein Vater und meine Mutter in Tschechien waren, um dort ein Ferienhäuschen zu kaufen. Nach langem Herumsuchen in ganz Tschechien kamen sie nach Susice, einem Dörfchen in Sumava. Sie gingen noch kurz in ein Glasgeschäft, um ein Geschenk für mich und meine Schwester zu kaufen. Aus Spaß fragte Papa die Verkäuferin: »Haben Sie vielleicht ein Häuschen zu verkaufen?«

»Aber, mein Herr«, sagte die Verkäuferin, »woher wissen Sie denn das – mein Mann und ich haben gerade vor, unseren Bauernhof zu verkaufen. Mein Mann geht jetzt dorthin, und wenn Sie wollen, können Sie mitkommen.«

Das war wirklich das Letzte, was mein Vater erwartet hatte. Gleich darauf saßen sie im Auto und fuhren nach Humpolec. Die Straße wurde immer schwerer befahrbar, die Natur immer wilder. Nach langer Fahrt kamen sie in Humpolec an. Es war so still, nur die Geräusche der Natur konnte man hören. Mama war überzeugt: Das mussten wir kaufen. So sind wir an unser Paradies gekommen. Zufall? Tja, wie man es nimmt.

Ich glaube, dass dies meine erste Essphobie war: Seit der Geschichte mit den Pilzen hatte ich eine Höllenangst, etwas zu essen, das verdorben war. Abends bekam ich oft Bauchkrämpfe, und mit klammen Händen und Füßen achtete ich panisch auf jeden neuen schwachen Krampf in meinem Bauch. Aber ich übergab mich nicht: Das war für mich das Schlimmste, was mir hätte passieren können.

Alle Lebensmittel, von denen mir auch nur ein bisschen schlecht geworden war, strich ich sofort von meinem Speiseplan; das konnte Schokoladencreme sein, Joghurt oder eine Mandarine. Aber eigentlich bestehe ich, solange ich mich erinnern kann, aus Phobien. Mama hat von meiner frühesten Kindheit an bis zu meinem neunten Lebensjahr meine Hand festhalten müssen, bis ich einschlief, weil ich Angst hatte, einzuschlafen und zu sterben. Die Hand, die sie durch das Holzgitter meines Bettchens streckte, war mein einziger Halt und meine Sicherheit.

Später, als ich älter war, konnte ich erst einschlafen, wenn meine Eltern ins Bett gingen. Also blieb ich so lange wach, bis ich die beruhigenden Geräusche des Wasserhahns im Badezimmer hörte. Nun wusste ich sicher, dass sie nicht heimlich weggegangen waren. Aber dann kam wieder eine andere Angst: dass sie vielleicht nie wieder aufwachen würden. Also schlich ich nach oben, um zu horchen, ob sie noch atmeten. Während ich das tat, war mir bewusst, dass ich mich unnormal verhielt, und flehte die Götter um Vergebung an, wenn sie mich so ängstlich und verrückt sahen. Ich hatte Angst, allein zurückzubleiben, was sollte ich ohne meine Eltern machen?

Ich kann mich noch gut erinnern, wie es war, wenn ich bei einer Freundin spielte und der kleine Zeiger der Uhr sich der Fünf näherte und meine Mutter mich nach der Arbeit abholen sollte. Ich konnte an nichts anderes mehr denken, als daran, dass Mama bitte rechtzeitig kommen würde. Ich ver-

gaß das Spielen und alle Menschen um mich herum: Ich konnte nur am Fenster stehen und schauen, ob ich Mama schon irgendwo sah. Oh, diese Minuten nach fünf Uhr, wenn sie noch nicht da war. Mein Herz schlug mir bis in den Hals hinauf, meine Hände wurden klamm und ich bekam Bauchkrämpfe. Zehn nach fünf dann Panik und Verzweiflung: »O Mama, lass mich bitte nicht im Stich.« Und schließlich die Erleichterung, wenn ich sie auf dem Fahrrad herankommen sah. Mama! Schnell zog ich die Gardine zu, beschämt, dass sie mich so sehen würde. Und spielte weiter, als wäre nichts gewesen, und versuchte meinen Atem wieder unter Kontrolle zu bekommen. Ich flog Mama in die Arme, und dann war ich glücklich und erleichtert. Wenn ich jetzt das Parfüm rieche, das sie damals benutzte, wenn sie zur Arbeit ging, oder wenn sie jetzt eines der Kostüme von damals anhat, fühle ich mich oft wieder wie das kleine Mädchen, unselbständig und ängstlich. Ich glaube, mit dieser Angst, dass meine Eltern sterben würden, habe ich bis zu meiner Anorexiezeit zu kämpfen gehabt.

Amsterdam

Herbst 1994 - elf Jahre alt

Ich bin in Amsterdam, und Oma passt auf. Papa und Mama sind in Tschechien. Ich habe eine Oma, wie sie in Märchen beschrieben wird. Sie wohnt in einem kleinen, weißen Häuschen mit einem großen Garten und einem Obstgarten, der im Frühling in voller Blüte steht und wo im Herbst die Äpfel von den Bäumen fallen. Niemand kommt dort zu kurz. Immer steht eine leckere, selbst gebackene Apfeltorte und warmer Kakao auf dem Tisch. Man würde nicht denken, dass Oma schon dreiundsiebzig Jahre alt ist. Sie klettert auf Leitern, streicht das ganze Haus, mäht das Gras und versorgt den Garten. Jetzt sitzt sie unten und stopft Socken.

In dem Dorf, in dem sie wohnt, habe ich eine Freundin, Petra. Sie ist zwanzig Jahre alt und wohnt mit ihrem Freund zusammen auf einem Bauernhof. Ich helfe ihr oft, die Kühe und Kälber zu versorgen. Einmal habe ich sogar mitgeholfen, ein Kälbchen zur Welt zu bringen; das war schön und spannend zugleich. Als es geboren war, habe ich es mit Stroh trocken gerieben, und morgens habe ich ihm zu trinken gegeben. Meistens helfe ich auch beim Kühemelken. Und ich bin oft dabei, wenn Petra Reitstunden gibt.

Zum Glück ist morgen Sonntag. So schön und gemütlich es auch sein mag, wenn Oma hier ist, ich habe trotzdem Heimweh nach Papa und Mama. Sie rufen jeden Abend an, dann kämpfen Julia und ich darum, wer Mama zuerst sprechen darf.

Tja, wie soll ich unsere Familie beschreiben? Wir sind alle sehr offen miteinander. Ich vertrage mich gut mit meinen Eltern; wir reden über alles, und es gibt keine Geheimnisse.

Mit meiner Mutter habe ich manchmal Streit, aber nach ein bisschen Zankerei ist alles wieder gut. Wir sind hier zu Hause fünf Frauen. Ich, Mama, Julia, unsere Katze Muschi und Jana, das Au-pair-Mädchen. Papa nimmt immer Zuflucht bei Solo, einem kleinen Kater. Es ist ein gemütlicher Verein; es gibt immer viel zu lachen, und das Haus ist oft erfüllt von Musik. Wir bilden gemeinsam einen netten Chor. Man kann wirklich von einer musikalischen Familie sprechen. Natürlich haben wir manchmal auch unsere Tiefpunkte, aber wir schaffen es zusammen immer, da wieder herauszukommen.

Meine Mutter ist eine schöne, zierliche Frau, vor der jeder sofort Respekt hat, und Papa fühlt sich immer aufgerufen, sie zu beschützen. Sie ist sehr fürsorglich und hat tiefe Erkenntnisse, ist klug und sehr perfektionistisch. Kurz gesagt, ich bin sehr stolz auf sie. Von meinem sechsten bis zu meinem elften Lebensjahr hat sie gearbeitet, aber jetzt tut sie das nicht mehr. Sie ist oft zu Hause und immer bereit, einen guten Rat zu geben. Und sie bemüht sich, uns gut zu erziehen, was ihr auch ausgezeichnet gelingt. Sie öffnet mir die Augen für viel mehr als nur das Leben auf der Erde und gibt mir die Möglichkeit, mit verschiedenen Denkweisen in Berührung zu kommen.

Mein Vater stammt aus Tschechien und ist ein sehr lieber und gefühlvoller Mann. Vor allem Letzteres würde man nicht auf den ersten Blick denken. Er findet die Dinge, mit denen Mama sich beschäftigt – Taoismus, Schamanismus und Rudolf Steiner – zwar gut, aber er selbst befasst sich nicht so sehr damit. Seinen Körper betrachtet er als etwas, das er benutzen darf und wieder abliefern muss. Er ist dankbar für ihn, aber versorgt ihn nicht gut. Er ist kräftig und kann sich sehr gut durchsetzen, ist sehr originell und hat oft geniale Ideen. Papa hat die Ideen und Mama führt sie aus. Das ist eine gute Zusammenarbeit. Papa verdient sein Geld mit Singen: mit der Polizei, mit Managern, mit Soldaten –

mit richtigen Männern also? Das Wichtigste ist, dass er Freude daran hat, und er kommt immer mit den verrücktesten Geschichten nach Hause.

Meine Schwester ist sechs Jahre jünger als ich. Sie sieht gehörig zu mir auf und findet es herrlich, wenn wir etwas zusammen tun. Julia ist sehr drollig und sagt die erstaunlichsten Dinge. Diese Aussprüche werden nur allzu oft nicht ernst genommen.

Jana, das Au-pair-Mädchen, ist genau das Gegenteil von mir, aber deshalb können wir einander gut ergänzen. Von meinem sechsten Lebensjahr an hatten wir jedes Jahr ein anderes tschechisches Au-pair-Mädchen, damit wir unser Tschechisch üben, denn wir sind ja halbe Tschechen. Oft werde ich gefragt: »Und welches Au-pair-Mädchen fandest du am nettesten?« Und ich gebe immer dieselbe Antwort: »Jeder Mensch ist einzigartig und hat seine Qualitäten.« Ich kann doch auch nicht sagen, wen ich netter finde, Papa oder Mama. Nun ja, es ist und bleibt natürlich schwierig, jedes Jahr ein anderes Au-pair-Mädchen zu haben. Sich immer wieder an eine Neue zu gewöhnen, sie mit dem vorigen Au-pair-Mädchen zu vergleichen. Aber ich kann jedes Jahr wieder etwas Neues lernen.

Es ist schwierig, sich selbst zu beschreiben, aber ich werde es trotzdem versuchen. Die Leute halten mich für ein kraftvolles, willensstarkes, entschlossenes und temperamentvolles Mädchen. Voller Ideale, die ich anstrebe und erreiche; eine, die etwas durchsetzen kann und weiß, was sie will. Am liebsten würde ich draußen wohnen, mitten in der freien Natur bei den Tieren. Ich bin mutig, mit den Pferden kann ich meine Kräfte messen, und sie haben Respekt vor mir. Es ist herrlich, ein so wildes Pferd im Zaum halten zu können.

Die Jungs finden mich stark, aber sehr anziehend, weil ich nicht so leicht zu haben bin. Ich muss sie immer mal kurz spüren lassen, dass ich nicht irgendwer bin, nein, ich bin

Moïra. Sie nennen mich einen ›zweiten Napoleon‹. Aber ich bin auch ernst und denke viel über das Leben nach. Hierüber kann ich gut mit den Großen sprechen. Ihnen erscheine ich weise und natürlich. Sie mögen es, sich mit mir zu unterhalten und durch die Natur zu wandern, auch wenn ich meine eigene Meinung habe. Die respektieren sie dann. Und in einem solchen Gespräch betrachten sie mich nicht mehr als ein Kind, sondern als einen Menschen. Einige fühlen sich von mir bedroht, weil ich so direkt bin, und nach der Meinung meiner Mutter bin ich schlampig.

Über mein Äußeres kann ich kein Urteil abgeben, das sollen die Jungs lieber tun.

Komisch, als ich dies gestern Sharon, meine Freundin, lesen ließ und voll Selbstkritik sagte, dass sie diesen schrecklichen, arroganten, idealisierten Abschnitt lieber überschlagen solle, sagte sie: »Aber Mo, das war doch auch so!« Habe ich denn so stark an meine eigenen Illusionen geglaubt, dass ich andere Menschen mit hineinzog? Dass sie in den Bann meiner Märchen gerieten? Und naschte Sharon hungrig an meinem Zuckerhäuschen, das immer süßer wurde? Aber wann klebte mein Zuckerzeug nicht mehr, wann brachen die Mauern und wann hörte meine Baulust auf? Es ist, als hätte es kein Grundgerüst gehabt, keine Struktur, die auf der Wirklichkeit basierte. Ich machte keinen Unterschied zwischen Lügen und Wahrheit; die Lüge war ebenso wahr wie die Wirklichkeit. Aber wenn ich so stark an meine eigene Lüge glaubte und das für mich Wahrheit war, dann war es doch keine Lüge mehr? Ich ertappe mich immer noch dabei, dass ich oft übertreibe oder lüge, ohne es zu wollen.

Ich sah nur, was ich sehen wollte, fühlte nur, was ich fühlen wollte, der Rest existierte nicht. Ich beschreibe meine Eltern wie Personen aus einem Film, weit von mir entfernt. Ich habe nicht aufgeschrieben, dass ich die Au-pair-Mädchen gehasst habe. Ich betrachtete sie als Eindringlinge, die nicht in unsere Familie gehörten. Alles, was nicht gut ging in unserer Familie, schob ich auf ihre Anwesenheit. Wenn meine Eltern Streit hatten, war das die Schuld von Gabina, Jana oder Lada, die zu viel Aufmerksamkeit forderten. Insgesamt waren es sechs Mädchen. Ich habe ihnen das Leben schrecklich sauer gemacht, sie getriezt, dass ihnen die Tränen aus den Augen quollen. Ich war furchtbar verwöhnt, kommandierte sie herum und schrie laut »Nein« bei allem, was sie sagten oder taten.

Ich beschrieb meine Welt, um Deutlichkeit für mich selbst zu bekommen, den Dingen in Worten Form und Festigkeit zu geben. Aber ich schaute am liebsten auf die glänzende Außenseite. Amsterdam, wo ich wohnte und also den größten Teil meiner Zeit verbrachte, spielt nicht mal eine Nebenrolle. Wenn ich es jetzt wieder lese, sehe ich hinter diesen Worten ein verzweifelt unsicheres Mädchen, das nicht dort sein will, wo es ist. Das in einer Welt leben will, die es schön genug findet, die aber in Wirklichkeit nicht existiert: Ich habe mir mit meinen Worten meine eigene Welt gebaut.

Amsterdam

September 1995 - zwölf Jahre alt

Dein Ego

Ich habe sehr große Angst, dass meine Eltern sterben und mich allein auf dieser Welt zurücklassen. Das ist ziemlich egoistisch. Nein, das soll keine Anschuldigung sein, dass man nicht trauern dürfe, wenn ein Angehöriger stirbt; das ist menschlich, und wir sind nun einmal Menschen. Ich weiß noch nicht so recht, ob wir darüber nun froh oder traurig sein müssen. Aber eigentlich könnte man sagen, dass fast alles, alle unsere Handlungen mit unserem Ego zusammenhängen.

Wende dich einmal wirklich zu ›Gott‹, oder wie du es auch nennen willst, und lebe nur für ihn und für die Menschen um dich herum. Das wäre erst mal schwierig.

Angst, Kritik, Egoismus, ist es das, was noch von der Menschheit übrig geblieben ist? Einst sind wir aus Liebe entstanden, und jetzt? Die Menschheit will Karriere machen, eine Familie gründen und vor allem glücklich sein. Und Gott und der Glaube sind nur ein Ausweg geworden für unsere Angst und unseren Hass. Wende dich aber einmal wirklich nach innen; dazu brauchst du keinen Glauben, denn der Glaube und die Wahrheit liegen tief in uns selbst. Zu tief, denn wir, die Menschen des zwanzigsten Jahrhunderts, können nicht mehr so schnell mit unserem inneren Ich in Kontakt treten, und wie kommt das? Wir haben die Liebe vergessen, und deren größter Gegner, die Angst, scheint zu siegen. Wir könnten uns dagegen wehren, wenn wir erst einmal Respekt voreinander bekämen, wirklich vor dem, was wir sind, wenn wir nicht so schnell urteilen und die Angst durch Liebe ersetzen würden, und merke dir: Jedes Problem, das etwas mit dir zu tun hat, ist dadurch zu lösen, dass man es nicht nach außen verlegt, sondern nach innen blickt, woher das Problem wirklich kommt. Jedes Problem ist dazu da, dass man wieder ein Stück wächst, und das tut man meistens nur, wenn man es selbst löst. Denn wir sind hier, um zu lernen und unsere Aufgabe zu erfüllen.

Es ist so unfasslich, wie alles miteinander zusammenhängt und im Gleichgewicht ist. Wasser, Feuer, Luft und Erde, sie könnten nicht ohne einander sein; ohne Luft würde das Feuer erlöschen und so weiter. Auch wir Menschen haben diese Elemente in uns und müssen sie ins Gleichgewicht bringen, das Feurige und die ruhige Erde. Astrologisch gesehen bin ich selbst zu drei Vierteln Feuer und muss mich daher sehr anstrengen, um wenigstens ein bisschen ruhige Erde zu sein. Es ist genau wie ein Puzzle, bei dem alles ineinander passt und alles genau so geht, wie es gehen muss, dass die richtigen Dinge im richtigen Augenblick passieren und man die Menschen trifft, die man braucht.

Irgendwann muss man nicht mehr austüfteln, wie alles zusammenhängt, sondern braucht nur das Herz zu öffnen, zu geben und zu nehmen und zu akzeptieren, wie es ist.

Es geht eigentlich nicht um das, was hier steht, denn der Inhalt ist nicht aus eigener Erfahrung aufgeschrieben, sondern irgendwo halb aufgefangen von meinen Eltern und wie von einem klugen Papagei nachgeplappert. Aber was mir doch zu denken gibt, ist die Frage, warum ich als ein Kind von zwölf Jahren diese Art Texte geschrieben habe. Eine Sehnsucht nach Spiritualität, nach dem Denken, danach, etwas Großes im Leben sehen zu wollen? Die Flucht in ein Universum von Grübeleien und wild herumwirbelnden Gedanken? Ich tat alles, um mich nur dem langweiligen täglichen Leben entziehen zu können.

Diese Neigung wurde noch genährt durch meine Eltern: Anthroposophie, Taoismus, Makrobiotik und die vielen anderen Philosophien und Weltanschauungsrichtungen, für die sie sich interessierten. Es waren nicht so sehr die Inhalte, sondern das Offensein meiner Eltern für alles, ihr Hunger, den sie mit mir teilten. Sie beantworteten meine unaufhörlichen Fragen nach einem Sinn des Daseins, nach Gott und der wahren Liebe; Fragen, auf die sie von ihren Eltern nie eine Antwort bekommen hatten. Ich bin aufgewachsen in einer ›Welt der Großen‹: Sechs Jahre lang war ich das einzige Kind in der Familie. Es war für mich ganz normal, nicht mit den kleinen Kindern im Sandkasten zu spielen, sondern zu ihren Müttern zu krabbeln und zu fragen, ob ihr Kind noch in die Hosen machte. Meine Nahrung waren die Märchen meiner Mutter und danach die Bücher. Wunderbar fand ich es, mich zurückzuziehen in eine völlig andere Welt. Die Bibliothek war ein aufregendes Heiligtum, in dem man sich Schätze suchen konnte: Worte, Welten, die ich wiedererkannte und verstand.

An das, was damals wirklich geschah, kann ich mich viel weniger entsinnen. Neulich tauschten meine Freundinnen und ich Erinnerungen an unsere gemeinsamen Grundschuljahre aus. Für mich war es ein schwarzes Loch. Ich hörte ihren Geschichten zu; es waren Bilder, die ich nicht einordnen konnte. Sie erzählten mir, dass ich mit Spielsachen so verwöhnt wurde, aber nicht wirklich an diesen Dingen hing. Jedes Mal, wenn sie zu mir kamen, durften sie sich Schmusetiere, Puppen oder Spiele aussuchen. Das Einzige, was ich liebte, war mein ›Wunschbäumchen‹, ein kupfernes Bäumchen mit Edelsteinen als Blüten. Jede Blüte stellte einen Wunsch dar, erzählte mir Papa, als er es mir aus Prag mitbrachte. Ich war sechs Jahre alt und Papa reiste damals beruflich nach Tschechien und brachte uns dann Geschenke mit. Papa sagte, er hätte es von einem sehr weisen Zauberer bekommen, der mich kennen und mir helfen würde; der fände, dass ich ein besonderes Mädchen sei, und der mir etwas Schönes schenken wolle. Ich glaubte das und konnte stundenlang den Stamm und die kupfernen, gedrehten Zweige anblicken, mir etwas ausmalen und mich fragen, wie der Zauberer aussehen mochte, was er mir sagen wollte und weshalb er gerade für mich dieses Bäumchen gemacht hatte. Ich fühlte mich ganz besonders geehrt. Ich bat Papa immer wieder, mich doch bitte mitzunehmen zu dem weisen Mann. Ich hatte große Sehnsucht nach einem Lehrer, nach jemandem, der seine Weisheit mit mir teilen, mit mir reden und philosophieren würde.

Kirchen liebte ich über alles, die Stille und die Weisheit, die ein solches Gebäude ausstrahlte. Bei unserem Urlaub in den Pyrenäen schleppte ich alle alten Sachen, die in einem dunklen Zimmer standen, nach draußen, um einen Altar zu bauen und zu spielen, ich sei eine Nonne. Im Garten mit dem Blick auf die Berge fühlte ich mich genau wie in den Büchern von Thea Beckman. Aber auch als ich älter war – zum Beispiel im ›Cowboy-Club‹, den Julia, Daniel, Sophie und ich gegründet hatten –, beschäftigten wir uns viel mit Ritualen, die wir auf dem Heuboden mit Hufeisen, Messern und Cowboyhüten ausübten. Rituale von Brüderschaft, Treue und Mut.

Humpolec

Herbst 1995 - zwölf Jahre alt

Es ist Samstagmorgen, ich bin in Humpolec und draußen ist dicker Nebel. Ich kann nicht weiter sehen als bis zu unserem Kirschbaum, dessen Blätter schon gelb und orange sind. Die Katzen – Solo kennt ihr ja schon, aber ich habe ein neues Wollknäuel auf Pfoten dazubekommen: Tutti – schmiegten sich an mich und rieben die Köpfchen an meinen Unterschenkeln. Ich reckte mich, entschied, dass Sharon, meine Schulfreundin, lange genug geschlafen hatte, und weckte sie. Wir zogen los und suchten Pilze, Äpfel, Nüsse und Kräuter. Das Gras war sehr feucht und der Nebel hing tief. Manchmal konnten wir unsere eigene Hand nicht mehr vor Augen sehen. Wir hatten einen großen Korb mitgenommen, in den wir alles hineinlegten.

Ich habe Sharon alle schönen Plätze gezeigt, und wir sind viel gewandert. Sharon ist meine beste Freundin, zusammen mit Roos, die auch in meiner Klasse ist. Vor allem mit Sharon habe ich immer viel Spaß. Wir sind beide gleich verrückt und haben Pep.

Zum Glück bin ich in einer sehr netten Klasse, und ich merke immer mehr, wie viel Respekt sie vor mir haben und wie sie zu mir aufsehen. Wir haben alle zusammen auch schon viel mitgemacht. Das fing bereits im ersten Schuljahr an. Ich ging voller Stolz zur Schule, aber die Freude hielt nicht lange an. In der Schule herrschte Panik, die Lehrerin war nervlich am Ende, und in den ersten Monaten hatten wir fast keinen Unterricht. Danach haben wir eine ganze Menge Lehrerinnen und Lehrer verschlissen.

Trotzdem sind wir eine nette und starke Klasse. Aber leider

werden auch wir groß. Das Äußere spielt jetzt auf einmal eine Rolle, es bilden sich Cliquen, viele Mädchen rauchen und trinken oder gehen sogar mit einem Jungen ins Bett. Zum Glück mache ich dabei nirgendwo mit und werde auch nicht für eine Schlampe gehalten. Es bilden sich Cliquen von beliebten und unbeliebten Mädchen. Aber wenn wir ein Problem haben oder ein Lehrer eine blöde Bemerkung macht, kannst du sicher sein, dass wir dann zusammenhalten.

Wenn du Busen, Po und ein hübsches Gesicht hast, giltst du als beliebt. Zum Glück habe ich alles drei, was außerhalb der Schule ziemlich nervig ist. »Hallo, Süße, hast du heute Abend Zeit?« hört man dann. Und sie pfeifen einem nach. Weißt du, das geht ja noch. Manchmal fühle ich mich sogar geschmeichelt, aber leider bleibt es oft nicht dabei. Sobald sie einen begrapschen, ist Schluss, und ich verpasse ihnen eine.

Die Jungs in unserer Klasse sind auch ziemlich sexbesessen. Es vergeht keine Sekunde, ohne dass sie darüber reden: »Spielst du auch manchmal an dir selbst?« oder: »Weißt du, was es echt bringt?« Aber ich muss zugeben, dass es zwischen den Jungs und uns immer besser klappt. Sie kriegen immer mehr Respekt vor den Mädchen, zumindest, wenn es keine Schlampen sind. Wir haben eine in der Klasse, die uns immer aufklärt, wie man Tampons benutzt und welches die besten Kondome sind und so. Glaub aber ja nicht, dass die Mädchen diese Sachen nur unter sich besprechen; auch unsere Lehrerin und alle Jungs haben was davon. Also Sex ist bei uns die normalste Sache der Welt. Man könnte fast sagen, dass wir Spezialisten darin sind. Ich kläre auch meine Mutter auf; zu Hause wird offen und ernsthaft über Sex gesprochen, und zwar meistens beim Essen.

Verdammt noch mal, wie arrogant sich das anhört … hübsches Mädchen, Aufmerksamkeit der Männer … Aber hab ich das nicht vielleicht gemacht, weil ich eigentlich schreck-

lich unsicher war, weil ich mir selbst Mut machen wollte? Diese schöne Außenseite war meine einzige Sicherheit, in mir drin herrschte ein großes Durcheinander von Gefühlen, mit denen ich nichts anfangen konnte und die ich daher ausgesperrt habe. Ich benutzte mein Äußeres, um diese innere Unsicherheit zu vertuschen.

Komisch, mein Kopf sagt: »Du warst unsicher wegen deines Äußeren und sicher bei dem, was sich im Innern abspielte. Du hast doch immer allen Leuten weise Ratschläge gegeben, wusstest doch so gut, was richtig war.« Aber mein Herz spricht anders: »Nein, Mo, tut mir leid, aber du fühltest dich sicher wegen deines Äußeren und in deinem Inneren herrschte eigentlich ein totales Chaos, Fragen, Unsicherheit, und am Ende wolltest du überhaupt nicht mehr fühlen.« Bei Menschen, die selber unsicher waren, fühlte ich mich sicher, ich wollte ihnen helfen. Ich liebte es, wenn Menschen auf mich hörten, meinem Rat folgten.

Ich lerne jetzt, dass Freundschaft vor allem darin besteht, ein gutes Ohr zu sein. Es ist meine große Entdeckung, wie viel man miteinander teilen kann. Das Zuhören hat mein Leben viel reicher gemacht. Die Natur hatte ich in all ihrer Schönheit wahrnehmen können, aber die Menschen um mich herum nicht. Es war mir nicht gelungen, Anschluss zu finden. Trotzdem dachte ich, ich hätte viele Freunde und wäre sehr sozial. Ich fand die Außenwelt dumm, es war die Schuld der anderen, dass sie mich nicht verstanden. Ich stellte mich selbst auf ein Podest, betrachtete alle als Zuschauer, aber wagte nie, wirklich dazuzugehören. Jetzt erfahre ich von vielen Menschen, ich sei so kalt und distanziert gewesen, hätte den Leuten graziös wie eine Prinzessin die Hand gereicht, hätte ihnen selbstsicher direkt in die Augen geschaut, aber mit einer eisernen Wand dazwischen. Arrogant fanden sie mich, und ich frage mich jetzt, ob ich nicht arrogant gefunden werden wollte. Auf diese Art besaß ich Sicherheit. Und alle um mich herum sahen sehr genau und besser als ich selbst, wie durcheinander ich eigentlich war. Oh, hätte ich nur ein einziges Mal jemandem richtig zugehört.

Es ist richtig herbstlich, es regnet, stürmt und ist kalt. In vier Wochen ist Nikolaus. Das feiern wir immer mit der Familie Hoogenhoek. Ich bekomme schon ein richtiges Nikolausgefühl: der Vollmond, der nasskalte Wind, und ich liege schön warm und gemütlich in meinem Bett. Nikolaus und Weihnachten sind bei uns die wichtigsten Feste. Am meisten freue ich mich immer auf die Überraschungen und die Gedichte. Ich glaube zwar nicht mehr an den Nikolaus, finde es aber immer furchtbar spannend mit dem großen Sack voller Geschenke und Überraschungen und der Vorfreude darauf. Die aufgeregte Erwartung, wie man sich wohl in diesem Jahr wieder über dich lustig macht. All das Naschzeug, die Lieder, die wir vor dem Holzofen singen, und meine Schwester, die inständig auf leckere Sachen in ihrem Schuh am nächsten Morgen hofft.

Das ist alles so fröhlich, so ausgelassen und glücklich; etwas ganz anderes als Weihnachten. Weihnachten feiern wir immer in Tschechien. Es fängt damit an, dass wir hoffen, in diesem Jahr mit unserem Auto hinaufzukommen. Meistens ist der Schnee zu hoch, aber wenn wir Glück haben, finden wir einen freundlichen Bauern, der uns mit seinem Trecker nach oben schleppt. In unserer Winterhöhle brennt immer Feuer im Kamin, und über dem Holzofen hängt ein Stock, über den wir die nassen Kleider legen. Es steht auch immer ein großer Topf mit warmem Wasser auf dem Ofen. Abends brennen die Kerzen, und Mama liest Weihnachtsgeschichten vor. In der ersten Nacht schlafen wir alle zusammen vor dem Kamin, bei dem Papa alle zwei Stunden Holz nachlegen muss. Mama hat immer Lebensmittel für zwei Wochen mit, denn es besteht durchaus die Gefahr, dass wir eingeschneit werden.

Als wir in den letzten Weihnachtsferien in unserem Häuschen ankamen, war es drinnen kälter als draußen. Mit zwei Pullovern, Decken und Schlafsäcken verbrachten wir die Nacht; und am nächsten Morgen war es schon etwas wärmer. Njemen, mein Pferd, stand im Stall des Schlosses, weil dort besser geheizt war als bei uns. Njemen habe ich vor zwei Jahren bekommen, im Sommer 1993. Er war ein wunderbares englisches Reitpferd. An einem schönen Sommermorgen bekam ich die herrliche Neuigkeit zu hören, dass wir heute zu einem Mann gehen würden, der ein Pferd zu verkaufen hatte. Es hieß, dass dieser Mann der Eigentümer des tschechischen Meisters im Springreiten sei, und tatsächlich, das Gerücht stimmte. Ich bin selbst im strömenden Regen darauf geritten und sogar gesprungen. Wir gingen mit der ganzen Familie und dem Aufseher des Schlosses dorthin, der viel von Pferden verstand. Ich war so aufgeregt und nervös, dass ich es einfach nicht erwarten konnte, bis ich das Pferd sehen würde. Wir stiegen aus, und ich rannte zu den Ställen auf der Suche nach einem Namensschild, auf dem ›Njemen‹ stand. Aber offenbar ist es in Tschechien nicht üblich, Namensschilder an den Boxen anzubringen; ich konnte keines finden. Ich blieb vor einem großen braunen Pferd mit glänzendem Fell, großen, lieben Augen und schlanken Beinen stehen. Es sah mich an und scharrte mit dem Huf. Ich streichelte ihm das Maul. Ob es dieses war? Nein, Moïra, hör auf zu träumen. Der Mann, dessen Name ich vergessen habe, kam mit großen, langsamen Schritten, die durch den Stall hallten, heran. He, dachte ich ungeduldig, geht das nicht ein bisschen schneller? Er blieb vor mir stehen und sagte lachend: »So, du hast ihn also schon gefunden. Und, wie findest du ihn?« O mein Gott, dies war er also. Ein Stalljunge sattelte das Pferd und ich ritt im Stall darauf. Ich war im siebten Himmel. Eine Woche später stand Njemen bei uns im Stall, und meine Sommerferien bestanden von nun an aus Longieren, Reiten, Stall ausmisten, Striegeln und Füttern. Ich habe sehr viel Spaß mit Papa gehabt, wenn wir zusammen ausritten.

Aber leider, im vorigen Winter ... als wir uns auf dem Weg zum Schloss durch den Schnee kämpften, kam ein Mann angerannt, der offensichtlich erleichtert war, dass er uns gefunden hatte. Außer Atem erzählte er uns, dass Njemen schwer krank war. Die einzige schwere Krankheit bei Pferden, die mir im Moment einfiel, war eine Kolik, darunter hatte er im Sommer auch schon gelitten. Wir rannten zum Schloss, auch wenn wir wegen des Schnees nicht sehr schnell vorankamen. Und wirklich, Njemen hatte eine Kolik. Der Tierarzt war schon da. Er sah sehr besorgt aus und sagte, das Pferd würde die Kolik wahrscheinlich nicht überleben. Dazu kam noch, dass Njemen wegen der Schmerzen hingefallen war und sich dabei zwei Beine gebrochen hatte. Der Tierarzt schlug vor, dem Tier eine Spritze zu geben, um es von seinem Leiden zu erlösen. Ich brüllte hysterisch, ein Tierarzt sei dazu da, Tiere zu heilen, und nicht, sie zu ermorden. Ich hatte einen Kloß im Hals und wollte schreien, aber es war, als presste mir jemand die Hand um die Kehle, und ich schnappte nach Luft. Mein Vater packte mich; da kam ich wieder ein bisschen zu mir und lief zum Stall, wo Njemen auf dem Stroh lag. Er schwitzte und stöhnte leise vor Schmerzen. Als ich seinen Zustand gesehen hatte, schämte ich mich, weil ich so ausfallend gewesen war, und sagte, ich sei einverstanden. Ich setzte mich ins Stroh, und Njemen legte den Kopf auf meinen Schoß. Ich sah, dass er sich nicht mehr wehrte; er wurde ruhiger. Tränen liefen mir über die Wangen. Der Tierarzt gab ihm die Spritze. Njemen schloss die Augen, sein Atem wurde immer ruhiger, und er starb.

Ich hatte einen wirklichen Freund verloren.

Junge, Junge, was für ein Schmerz. Und was ich empfand, war nicht einmal mehr billige Sentimentalität, denn ich fühlte überhaupt nichts, Leere. Die Sehnsucht zu leiden, aber auch die Unfähigkeit dazu, die Sehnsucht zu fühlen, aber auch die Unfähigkeit dazu. So viel zu wollen und auch zu wissen, was richtig ist, aber die Unfähigkeit dazu – was ich nicht akzeptieren wollte. In jeder Hinsicht hatte ich hohe Erwartungen an das Leben, an mich selbst und meine Umgebung, Erwartungen an mein Denken und Fühlen. Den Tod Njemens nahm ich an, um zu leiden, denn Leiden ist irgendwie angenehm, aber wenn man nicht leiden kann, weil man nichts fühlt …

Als mein Opa starb, konnte ich auch nicht richtig trauern. Ich habe ein paar Tränen vergossen, weil ich fand, dass sich das so gehörte. Mit viel Mühe presste ich sie heraus, indem ich an alles Leid in der Welt dachte. Das habe ich mir selbst eigentlich nie verziehen. Njemen war kein wirklicher Freund, wie ich es behauptet habe; er biss und trat mich, und ich wagte nicht, ihn selbst zu satteln. Ich war zu klein für ihn und hatte nicht genug Erfahrung, um ein eigenes Pferd zu besitzen. Außerdem sah ich ihn nur dreimal im Jahr. Aber Opa, zu dem ich eine so starke Beziehung hatte, mit dem mich so viel verband – der Garten, harken und schwitzen, die Spiele, er war doch nicht irgendwer, er war mein Opa …

Liebte ich ihn denn nicht wirklich, konnte ich niemanden wirklich lieben? Oder hatte ich einfach gewusst, dass er sterben würde, weil er in einem Traum Abschied von mir genommen hatte, und habe mich deshalb so leicht damit abfinden können? In jedem Fall wollte ich viel empfinden, echte Gefühle empfinden, Hass, Kummer, Glück. Und ich forcierte das so stark, dass es alles unecht wurde. Und als ich es nötig gehabt hätte, konnte ich keinen Halt mehr an meinen eigenen Gefühlen finden, die nur künstlich waren. Ich war ein

Luftballon, der oben in der Luft schwebte; ich meinte alles zu können, schwebte weit über allem und jedem und war nur mit Luft gefüllt. Ja, und dann ist nur ein Nadelstich nötig, um sehr tief zu fallen …

Humpolec

Weihnachtsferien 1995 / 1996
zwölf Jahre alt

Heute Morgen wurde ich schon früh wach und sah aus dem Fenster. Auf der Wiese liefen zwei Hirsche umher, die hungrig im Schnee wühlten, um noch etwas Gras zu finden. Es war sehr kalt, und ich machte Feuer im Kohleofen und im Kamin. Auch Julia und Papa und Mama wachten auf. Wir hatten heute noch viel zu tun. Zuerst würden wir einen Weihnachtsbaum schlagen. Wir kämpften uns durch den Schnee auf der Suche nach einem schönen Baum. Überall sah man Tierspuren, und der Boden war übersät mit ihrer Losung. In der Ferne flüchtete ein Kaninchen. Wir kamen an Plätze, an denen Wildschweine gewesen waren. Es war nicht schwer, ihre Spuren zu verfolgen. Wir fanden einen schönen, dicht gewachsenen Baum und gingen stolz mit unserer Beute nach Hause. Dort trafen wir Mama in Panik an. Das Weihnachtsessen war in Gefahr: Sie hatte es im Keller aufbewahrt, und der stand unter Wasser, mindestens einen Meter. Wir bauten eine Konstruktion aus Balken und Steinen, und ich musste darüber laufen. Mit zwei Stöcken, um das Gleichgewicht nicht zu verlieren, ging ich über den Balken zur anderen Seite des Kellers, wo das Weihnachtsessen stand. Ich schwankte, als ich die Schachtel aufnahm, konnte aber gerade noch die Balance halten, und das Essen war gerettet.

Der Weihnachtsabend war gemütlich; wir haben an einem schön gedeckten Tisch gegessen. Wir sangen, redeten und Mama las vor.

Die Familie Hoogenhoek war von der Grippewelle erfasst worden. Sie kamen also etwas später, aber als sie dann endlich da waren, feierten wir zusammen Silvester. Daniel und ich haben zwei große Torten gebacken, eine für 1995 und eine für 1996. Die Schlagsahne mussten wir von Hand schlagen, und natürlich war die ganze Küche voller Spritzer, woran sich die Katzen gütlich taten. Alles war mit Mehl bedeckt und überall lagen ganze Fladen und Kleckse von Teig.

Die Väter erzählten Geschichten aus ihrer Jugend. Wir aßen Schweinskopf – nicht gerade ein appetitlicher Anblick. Das Schwein war nach typisch tschechischer Tradition ein paar Tage vorher geschlachtet und gehäutet worden. Das ganze Dorf versammelte sich, um Blutsuppe zu trinken, die auf einem wackligen Ofen gekocht wurde, der mehr rauchte als brannte. Gegen zwölf liefen wir mit Champagnergläsern und von Feuerwerk begleitet auf den Hügel. Das Feuerwerk, das in der Ferne aufstieg, zeigte an, wann es zwölf Uhr war, und wir prosteten uns zu und wünschten einander ein glückliches neues Jahr.

Sonst sind wir viel gewandert, insgesamt wohl an die siebzig Kilometer bei einer Temperatur von minus zwanzig Grad Celsius. Und natürlich bin ich geritten, an einem strahlenden, hellen Tag. Der Himmel war hellblau, der Schnee glänzte, und die Bäume waren voller Reif. Scheck trippelte aufgeregt, als hätte er noch nie Schnee gesehen, und stellte sich furchtbar an, als ein kleiner Vogel aus dem Gebüsch flog. Wir sind viel Schlitten gefahren, haben Schneemänner gebaut und Schneeballschlachten gemacht.

Die Zeit flog nur so dahin, und nun bin ich wieder in den Niederlanden. Es regnet, die Luft ist trübe und grau. Und die Menschen scheinen auch grau und trübe zu sein. Alle sind schlecht gelaunt und laufen mit langen Gesichtern herum. Bah, ich will wieder zurück nach Tschechien.

Türkei

Frühjahr 1996 - zwölf Jahre alt

Die Ferien haben angefangen, und ich sitze im Flugzeug auf dem Weg in die Türkei. Wenn ich aus meinem kleinen Fenster schaue, sehe ich weiße, zarte Wolken und darüber den ewigen blauen Himmel und die Sonne. Unten liegt die Erde; alles ist winzig klein, aber dafür übersichtlich. Wenn das Flugzeug aufsteigt, ist mir das immer unheimlich. Ich bin schon öfter geflogen, einmal nach Tunesien zum Beispiel. Wenn ich die Augen schließe, schmecke ich noch das salzige Meer und fühle Sand auf meiner Haut.

Ich werde hier angesehen wie ein Stück wanderndes Fleisch mit einem Preisschild. Die Männer, die Jungs sind nicht von mir loszubekommen, und wenn ich erzähle, dass ich erst zwölf bin, beeindruckt sie das nicht im Geringsten. Ich habe das Gefühl, als würden sie mich mit ihren Blicken ausziehen. Ich darf auch nie allein auf der Straße gehen. Ich laufe zwischen Papa und Mama, und sogar dann werden sie mir noch lästig und fragen ohne rot zu werden, ob ich im Tausch gegen eine Zigarre mit ihnen ausgehen dürfe. Aber ich bin jetzt furchtbar müde von der Sauna und will schlafen. Nein, warte, vielleicht macht es Spaß zu beschreiben, wie wir hier liegen. Mama sitzt in drei Decken eingewickelt auf dem Bett, sie hat eine Binde um die Stirn und eine Wärmflasche an den Füßen, auf ihrem Nachtschränkchen stehen eine Kanne Kräutertee, Vitamin C, Echinacin, eine Karte und das Buch ›Engel‹. Papa liegt zwei Meter von ihr entfernt, auf dem Nachtschränkchen Kognak, eine Flasche Wein, ein Wecker und dazu ein Buch von Dick Francis. Sehr typisch das Ganze.

Amsterdam
Frühjahr 1996 - zwölf Jahre alt

Ich bin wieder zurück in den Niederlanden und vermisse die Türkei, ich vermisse die Menschen, die Natur und das schäumende, wilde und zugleich ruhige blaue Meer, die Apfelsinenbäume, den Apfeltee, ich vermisse Marmaris, Kusadasi, Orhe und den Trubel der Stadt Izmir. Wenn ich jetzt einen Türken über die Straße gehen sehe, erkenne ich in seinen Zügen so viel mehr von seiner Zivilisation, von Weisheit und alter Kultur.

Aber ich bin jetzt wieder zu Hause in Amsterdam und führe mein normales, viel beschäftigtes kleines Leben, mit der Schule natürlich, den Freundinnen und unserer Lehrerin. Vor allem mit der Letzteren gibt es ziemlich viele Probleme. Unsere Lehrerin ist nervlich am Ende. Und das kommt natürlich nicht von allein. Es fing alles mit einem kleinen Streit zwischen ihr und einem Jungen aus meiner Klasse an, woraufhin der Junge wütend nach Hause ging. Die Kinder stachelten sich gegenseitig auf, die Eltern telefonierten miteinander und schrieben einen Brief an das Lehrerkollegium, dass es keine gute Idee war, dieser Lehrerin unsere Klasse zu geben.

Der Kessel war am Kochen, und das Einzige, was man noch machen konnte, war, ihn vom Feuer zu nehmen. Aber es war zu spät, der Kessel platzte, und das Wasser war verdampft. Es entstanden Cliquen von Eltern und Kindern, die für oder gegen unsere Lehrerin waren. Es gab so viele kleine Konflikte und Streitigkeiten, dass ich nicht mehr durchschauen konnte, worum es eigentlich ging.

Es ist beinahe Mai, und ich habe schon eine ganze Zeit lang nicht mehr geschrieben. Ich liege im Vondelpark im Gras. Es ist warm und im Park wimmelt es von Menschen. Die Sonne scheint, das Gras ist grün, die Leute laufen barfuß und essen Eis. Wenn man die Bäume nicht ansehen würde, die noch kaum Blätter tragen, würde man denken, dass es Sommer ist.

In der Schule hat sich viel verändert. Die Freundschaft zwischen Sharon, Roos und mir hat sich etwas abgekühlt. Die beiden haben dauernd Streit. Es ist sehr nett, wenn ich mit einer von ihnen allein bin oder wenn sie ohne mich zusammen sind, aber sobald wir zu dritt sind, geht es schief.

Humpolec

Sommerferien 1996 - dreizehn Jahre alt

Ich bin jetzt in Tschechien, und Zoey ist auch hier! Wie er hier gelandet ist, ist unwichtig, aber dass er hier ist, in höchsteigener Person!

Mir ist, als hätte ich mich in einem tiefen, dunklen Wald verlaufen, wo ab und zu die Sonne auf weiches Elfenmoos scheint. Ich habe keine Ahnung, wie ich hierher gekommen bin oder wie ich wieder herausfinden soll; ich weiß nicht mehr, was ich für diesen Jungen empfinden soll. Das eine Mal hasse ich ihn und wir streiten uns, aber ich will mich auch an ihn schmiegen und zärtliche Worte in sein Ohr flüstern. Manchmal fühle ich eine solche Liebe zu ihm, dass es wehtut. Ich kann auch keine Klarheit von ihm verlangen, wenn ich selbst keine Ordnung in meine Gefühle bekomme und vielleicht auch nicht bekommen will. Wir streiten uns oft um die kleinsten Sachen, aber es ist auch schnell wieder gut. Dann legt er vertraulich einen Arm um mich und flüstert mir ins Ohr, dass er sehr neugierig darauf ist, mich zu küssen. Dann möchte ich ihm am liebsten sagen: dann tu's doch, aber nein, ich muss sehr viel Geduld haben. Wir haben es auch nett miteinander, lachen viel, reden und machen bei allem mit, was man in Tschechien tun kann. Er ist ein furchtbar netter Junge, und ich glaube, dass er Angst davor hat, mich zu verletzen. Er ist vierzehn und ziemlich auf Sex aus, wagt aber nicht, dem nachzugeben. Er will etwas für mich empfinden und kann seine Hormone nicht von einem verliebten Gefühl unterscheiden. Das denke ich jedenfalls. Ich bin keine Hellseherin. Wir reden viel über seine Gefühle. Ich habe daher ein bisschen Einblick in das, was in ihm vorgeht. Wenn ich das nicht wüsste, würde ich völlig verrückt werden, glaube ich. Er kann mich so verletzen, auch wenn das nicht seine Absicht ist. Ich empfinde, glaube ich, sehr viel für ihn und bin ganz offen für ihn, aber er verschließt sich immer noch ein bisschen.

Ich weiß nie, ob er aus Liebe, Freundschaft oder Verlangen den Arm um mich legt und mich einen Augenblick an sich drückt oder mir durchs Haar streicht. Die Blicke, die er mir zuwirft – ich werde nicht schlau daraus. Diese kleinen Gebärden sind genug für mich. Wenn ich ihm nur zuhöre oder ihn ansehe, bin ich schon glücklich. Ich lasse es alles zu und weiß nicht, was ich erwarten soll. Er lässt mich in großer Unsicherheit. Ab und zu werde ich ziemlich böse deshalb. Es ist unaufrichtig. Vielleicht benutzt er mich nur für seine Bedürfnisse. Lasse ich das alles zu und genieße es? Seine Stimmung kann so schnell umschlagen. Das eine Mal ist er witzig, manchmal sehr ernsthaft, dann wieder lieb und fürsorglich, belehrend, herausfordernd oder still und in sich gekehrt.

Heute ist Sonntag. Ich bin müde, es ist schwül und drückend heiß. Die Ställe sind ausgemistet und ich habe Scheck longiert, worüber er sehr böse geworden ist. Er ist ein temperamentvolles Pferdchen, das die Peitsche nicht ertragen kann. Ein hinreißendes Tier. Ich genieße es, ihn anzusehen; sein kastanienbraunes Fell glänzt in der Sonne, er trägt seinen Schwanz hoch, galoppiert graziös über die Wiese und wirft dabei die Beine in die Höhe. Ab und zu blickt er mich mit seinen dunkelbraunen Augen herausfordernd an. Ich lausche dem Rascheln der Blätter und dem Geräusch, wenn Scheck kaut. In der Ferne höre ich das regelmäßige Hämmern von Zoey. Er baut eine Hütte, es soll eine Überraschung für mich sein. Wir sind jetzt zwei Wochen hier. Es läuft inzwischen besser als zu Anfang. Wir kennen uns jetzt viel besser und gehen offen und ehrlich miteinander um.

Unsere Spielchen spielen wir noch immer, aber in geringem Maße. Ich bin sehr verliebt – nicht in den King, der er in der Schule ist, sondern in denjenigen, der er wirklich ist. Ich glaube, dass er das nicht so gut findet. Er möchte auch für mich lieber der starke Junge sein. Ich glaube, dass er genau weiß, dass ich viel für ihn empfinde. Und ich glaube, dass er auch bestimmte Gefühle für mich hegt. Ich habe den Eindruck, dass ihn das unsicher macht, aber gerade dann ist er so lieb.

Ich sehne mich nach ihm. Ich will ihn glücklich machen und ihm alles geben, was ich habe: auch meinen Körper. Dennoch halte ich Abstand und gehe nicht ein auf sein Verlangen. Mein Körper und mein Herz würden nichts lieber wollen, aber mein Kopf sagt, dass es nicht gut wäre. Ich bin mir nicht sicher, ob er mich genug liebt.

Es ist eine kalte Nacht. Ich starre an die Decke und horche auf die Geräusche, die Zoey macht. Unten brennt eine Petroleumlampe, so dass das Zimmer schwach erhellt ist. Zoey fragt leise, ob ich schon schlafe. Ich antworte mit rauer Stimme: »Nein.« Dann wird es still. Ich spüre plötzlich einen schrecklichen Drang, mich an ihn zu schmiegen, seinen Herzschlag zu hören. Ich drehe mich um und sehe, dass er mich anschaut. Ich sage, dass mir so kalt ist, was gar nicht stimmt. Mein Blut strömt wie rasend durch meinen Körper. Ich glühe und frage, ob ich in seinen Schlafsack kommen dürfe. Er antwortet mit heiserer Stimme, dass es okay ist.

Der Fußboden fühlt sich kalt an, als ich zu seinem Bett gehe, und ganz kurz läuft mir ein Schauder über den Rücken. Ich krieche in seinen Schlafsack und er legt einen Arm um mich und drückt mich vorsichtig an sich. Ich folge seinem Beispiel, lege meine Hand unter sein T-Shirt und fühle die warme Haut seines Rückens. Wir ziehen uns gegenseitig die T-Shirts aus und erkunden unsere Körper.

Ich wusste, wenn ich jetzt nicht aufhörte, würde es geschehen. Wie in einem Blitz sah ich Bilder aus den Niederlanden vor mir, wie es da sein würde. Ich wusste, dass wir dann nichts mehr miteinander haben würden, unsere Welten sind zu verschieden. Ich bekam Angst, Angst vor dem Schmerz, den ich empfinden würde, wenn diese kurze und heftige Liebe vorbei wäre. Ich hatte Angst davor, verletzt zu werden. Ich kam wieder zu mir und spürte Zoey überall. Ich drückte ihn mit viel Mühe weg von mir und versuchte, es ihm zu erklären. Zuerst wurde er böse, aber dann verstand er es. Wir küssten uns noch ein paarmal und ich ging wieder in mein Bett.

Dann folgte eine herrliche Woche. Wir schwebten beide auf einer rosa Wolke. Wir konnten die Finger nicht voneinander lassen.

Nach drei Wochen musste er wieder zurück in die Niederlande. Der Abschied war furchtbar. Ich fühlte mich leer, als hätte ich ein Stück von mir selbst verloren. Auch wenn ich ihn zu Hause wiedersehen würde, ich wusste, es würde nicht dasselbe sein wie hier. Wir wussten es beide und es schmerzte. Wir waren machtlos. Er gab mir noch einen letzten Kuss und flüsterte mir ins Ohr, dass er mich liebte. Ich antwortete, ich liebe ihn auch. Dass er dies sagte, bedeutete so viel für mich. Diese Worte, nur drei Worte, hielten mich aufrecht, bis wir uns in einem Monat wiedersehen würden.

Wahre Liebe war die einzige richtige Liebe, die es gab. So viele Forderungen, Sehnsüchte und große Erwartungen … und die projizierte ich alle auf Zoey. Zwei Fremde in einer fremden Situation. Wir kannten einander kaum. Er war dort gelandet durch eine unbedacht dahingesagte Einladung: »Na, dann komm doch mit nach Tschechien!« Und er sagte ganz einfach Ja, als wäre es die selbstverständlichste Sache der Welt. Nun konnte ich nicht mehr zurück. Seine Eltern kamen zu Besuch und plötzlich saßen wir unbehaglich nebeneinander auf der Couch.

Der Gedanke, dass ich in zwei Wochen meine Welt in Tschechien mit ihm teilen sollte, war beängstigend und zugleich unglaublich spannend, weil es alle Phantasie überstieg. Der beliebteste Junge der Schule, der King, immer weit weg und unerreichbar gewesen. Vielleicht findet er Reiten in der Natur überhaupt nicht schön!

Während der Ferien war ich schrecklich nervös und hatte dauernd Angst, dass er genug von mir kriegen würde. Er wirkte so sicher, und die kleinsten Bemerkungen versetzten mich in völlige Unsicherheit. Er fand kurz und eng nicht gut, nein, lange Blusen von meinem Vater sollte ich anziehen, Skaterklamotten, das war jetzt Mode. Und brav ungeschickt versuchte ich mich und meinen Kleiderstil für ihn zu verändern. Ich wurde unsicher, kam ganz durcheinander, auf einmal war das, was mir Sicherheit gab – mein schon in jungem Alter sehr frauliches Aussehen –, unter karierten Blusen und gewaltigen Pullovern verborgen, und dazu Jeans, die seiner Meinung nach immer noch viel zu eng waren. Ich fühlte mich plump, hässlich und bäurisch in den großen Stoffmengen, in denen ich völlig verschwand. Die Männer auf der Straße sahen mich nicht einmal mehr an, aber Zoey fand mich so doch schön, oder nicht?

Als auch er einsah, dass ich eine schlechte Schauspielerin war, die nie in seine trendige Welt der Skater passen würde, wusste ich nicht, was ich mit mir selbst anfangen sollte. Meine einzige Sicherheit – das Selbstgefühl, das mir mein Äußeres verschaffte – hatte einen ziemlichen Knacks bekommen.

Es ist jetzt Ende Juli. Die Sommerferien vergehen schnell. Familie Hoogenhoek ist angekommen. Wir hatten ein paar schöne Tage und haben sie auch genutzt. Wir sind schwimmen gegangen und haben Kanus gemietet. Es war sehr spannend: Stromschnellen, Felsen und Wasserfälle. Jetzt sitze ich auf der Wiese und schaue in die Ferne zu den grünen Hügeln und Bergen. Im Hintergrund höre ich die mahlenden Zähne von Scheck, der gierig sein Essen futtert.

Eines Nachmittags am Wochenende ritt ich auf der Wiese neben der Kapelle und die Dorfkinder starrten mich mit großen Augen an. Mir wurde etwas unbehaglich zumute und ich ritt zu ihnen hin. Ich schlug ihnen vor, auch einmal zu reiten, und ihre Augen begannen zu strahlen. Wir hatten einen sehr netten Nachmittag. Boris war auch da, ein siebzehnjähriger Junge. Ich muss zugeben, dass ich mich von ihm angezogen fühle. Wir haben schon seit einiger Zeit ein bisschen Kontakt. Wir quatschen miteinander und balgen uns, er bringt mir das Motorradfahren bei und das Kämpfen mit Stöcken. Boris ist sehr nett und wirkt vor allem gefährlich und wild. Er ist muskulös, hat dunkle Augen und langes Haar. Er sieht ein bisschen wie ein Indianer aus, aber ich will nichts mit ihm anfangen, auf keinen Fall. Ich bin noch dabei, mich von Zoey ›abzunabeln‹. Ich bin noch immer sehr verliebt.

Die Sonne stand tief und die Landschaft war in eine orangerote Glut getaucht – ein herrlicher Abend, um noch einmal auszureiten. Boris kam auf Nawar mit. Wir ritten zum Schloss Kasperk und haben viel geredet. Ich habe nur das Gefühl, dass er mehr von mir will als Freundschaft. Wir wollen beide mehr – nicht aus Verliebtheit, mehr aus Neugierde auf einander.

Morgen gehen wir nach Bulanka und Prag zu meiner tschechischen Oma. Schön schwimmen im Schwimmbad und den Luxus einer Dusche und einer Waschmaschine genießen.

Die Zeit verfliegt, und jetzt sitze ich wieder im Auto auf dem Weg in die Niederlande, nach Hause, wo mir sicher alles ganz fremd geworden ist. Ich mag gar nicht daran denken, wieder zur Schule zu gehen. Ich komme jetzt in die Oberstufe, da heißt es lernen, Hausarbeiten machen, eine neue Schule und neue Mitschüler. Aber vor allem mag ich gar nicht daran denken, Zoey wiederzusehen. Ich zweifele – empfinde ich noch etwas für ihn und er für mich? Wie soll ich mich ihm gegenüber verhalten? Meine Gefühle sind widersprüchlich, ich sehne mich nach seiner Liebe, aber irgendwie weiß ich, dass es vorbei sein wird in den Niederlanden. Es macht mir Angst, wenn ich daran denke, wie verletzbar ich bin. Ich fürchte mich vor dem Schmerz, aber ich hoffe auch ein bisschen, dass die Liebe unsere Welten zusammenbringen wird, obwohl ich weiß, dass das unmöglich ist.

Auf der anderen Seite bin ich auch wieder froh zu wissen, dass es vorbei sein wird. Ich habe keine Lust dazu, mich zu binden, dazu bin ich zu unbeständig und will viel zu gern frei sein, keine Verantwortung gegenüber einem festen Freund haben. Etwas muss aufhören, solange es noch schön ist, und nicht, wenn es schon im Alltagstrott gelandet ist.

Trotzdem frage ich mich, ob er etwas für mich empfunden hat oder ob ich nur eine von vielen gewesen bin. Ich vertraue einfach meiner Intuition, die mir gesagt hat, dass er mich in dem Moment geliebt hat. Ich habe es in seinen Augen gesehen, die mich liebevoll anblicken konnten; dieses Bild ist meine Sicherheit.

Amsterdam

Herbst 1996 - dreizehn Jahre alt

Es ist Dienstagabend, und ich gehe schon über eine Woche wieder zur Schule. Das Gebäude für die Oberstufe ist sehr groß und ich bin schon froh, wenn ich mein Klassenzimmer überhaupt finden kann. Plötzlich sind wir die Knirpse der Schule, aber wir müssen auch zum ersten Mal richtig büffeln, haben Hausaufgaben und ganze Stapel von Büchern, die wir durchackern müssen.

Der erste Schultag war sehr merkwürdig: Zoey in die Augen zu sehen und so zu tun, als wenn nichts wäre – und niemand weiß davon, außer uns. Nach dem ersten Schultag hat er mich angerufen und gefragt, wie es mir ginge und ob ich es blöd fände, wenn wir so normal miteinander umgingen. Er war so süß. Aber in der Schule ist er der King. Wir wissen überhaupt nicht, wie wir uns zueinander verhalten sollen, und sind beide ganz durcheinander. Ich versuche, einen Abstand herzustellen, so dass ich den Faden meines eigenen Lebens wieder aufnehmen kann. Zoey kapiert einfach nicht, dass ich die Einzige bin, die nicht auf diesen starken Jungen fliegt, sondern auf den, der er wirklich ist. Jeden Abend, wenn ich meine Augen schließe, sehe ich uns unter dem Sternenhimmel am Brunnen einander in den Armen liegen und ich erinnere mich an den ersten Kuss, das Necken, Balgen und Aufreizen. Wenn ich in seinen Armen lag, konnte uns nichts passieren und konnte nichts unsere Liebe stören. Ob er das alles vergessen hat? Will er es vergessen? Es tut so weh, wenn er mich so ignoriert und an mir vorbeischaut. Wenn ich ihn so in der Klasse ansehe, ist es, als wäre ich in einen anderen Zoey verliebt gewesen, einen Jungen, der nicht existiert, der eine Illusion oder ein Traum war. Es ist, als hätte er seine wahre Identität abgelegt. Es tut weh, ich vermisse ihn und es ist eine große Leere in mir. Einst waren unsere Welten eins; dieses Gefühl bewahre ich in meinem Herzen, und tief, ganz tief in seinem Inneren fühlt er das auch.

Es klingt sehr leidenschaftlich, wenn ich dies wieder lese, aber ich werde bestimmt nicht mein ganzes Leben lang trauern. Ach komm, ich hab was Besseres zu tun. Ich bin jung, schön, intelligent, und es laufen genug nette Jungs auf diesem Planeten herum.

Mit angezogenen Beinen und einer Tasse Tee saß ich bei Jitka, unserem Au-pair-Mädchen, auf dem Bett. Wir haben uns ausführlich über die Vorteile unterhalten, eine Frau zu sein. Das hatte ich auch nötig, denn ich hatte meine Tage und war ziemlich down. Und ehrlich gesagt fiel mir in dem Moment nichts Erfreuliches über das Dasein als Frau ein. Deine Tage haben – was schrecklich wehtut –, bluten und durchlecken und dich vor allem furchtbar unsicher fühlen, na, phantastisch, dieses Frau-Sein. Jitka sagte, dadurch könnten wir Kinder bekommen, die in unserem Bauch wachsen. So etwas würde ein Mann niemals erleben können. Worauf ich pessimistisch antwortete, dass das Kinderkriegen auch nicht alles sei und dass wir sehr viel weniger anziehend für unsere Männer werden, wenn wir mit so einem dicken Bauch herumlaufen. Und dass man einen Hängebauch nachbehält, wenn das Kind einmal draußen ist, und man hart trainieren muss, um seine schöne Figur wiederzubekommen. Aber dafür hat man dann natürlich keine Zeit, denn man muss für das kleine Schätzchen sorgen, das ach so süß ist, wenn dein Mann von der Arbeit nach Hause kommt, aber wenn du nachts aufstehen musst, weil das Schätzchen weint, ist es auf einmal viel weniger süß. Und außerdem: Ich will noch gar keine Kinder haben, warum muss ich also jetzt schon leiden. Aber das Reden den ganzen langen Abend hat mich doch aufgemuntert.

Klagen über das ›Frau-Sein‹, während ich noch ein Kind war, oder besser gesagt, ein Kind hätte sein sollen. Ich war weder Fisch noch Fleisch, sondern irgendetwas dazwischen. In meinem Tagebuch kann ich alles so schön in Worte kleiden, ich verstand alles vom Leben, eigentlich brauchte ich gar nicht mehr zu leben, denn ich wusste doch schon alles …

Aber jetzt, wo das Frau-Sein näher zu kommen drohte, verwarf und verachtete ich es, wollte ich noch ein unselbständiges Kind sein. Ich wollte nicht in dem plumpen, viel zu großen Körper herumlaufen. Ich fing an, um mich herum zu blicken, weiter zu blicken als bis zu meinen Büchern, und was sah ich? Beine, die dünner waren als meine, Arme, die zweimal in meine passten. Ich war zu dick, zu groß. Aber dieses nagende Gefühl von Unsicherheit und Selbstverachtung fasste ich nicht in Worte, es war nicht bewusst in meinen Gedanken, es nagte irgendwo tief unten.

Ich konnte mir selbst keinen Platz geben, welche Haltung sollte ich einnehmen? Was sollte ich antworten, wenn mich jemand etwas fragte? Wie sollte ich auf der Straße gehen? Was war richtig? Was war normal? Dauernd war ein gemeines, kritisches Stimmchen in meinem Kopf, das mich fertig machte; alles, was ich tat, war falsch, lächerlich, künstlich und dumm.

Ich wurde mir peinlich aller Dinge bewusst, die ich tat und sagte. Jede meiner Bewegungen fühlte ich und wusste, wie sie aussah. Meine Oberschenkel, die zu dick waren, wenn ich zu weit im Sessel versank. Ich fing an, meinen Bauch einzuziehen. Ich konnte alles ausgezeichnet formulieren, wirkte sicher, meinte sicher zu sein, aber währenddessen redete ich auf mich ein, wie ich mich selbst richtig darstellen sollte, wie ich mein Haar zurückwerfen sollte, wenn ich über die Straße ging, wie ich blicken sollte, wenn ich an einer Gruppe pfeifender Männer vorbeiging.

Schmerz und Kummer, weshalb? Vielleicht einfach, weil ich lebe, weil ich mehr vom Leben verlange als eine Dreizehnjährige bekommen kann. Meine ganze Seele lechzt danach, erfüllt, verstanden und perfekt gefunden zu werden, lechzt nach jemandem, der mich respektiert, meine Würde nicht verletzt und mich genau so liebt, wie ich bin. Für kurze Zeit dachte ich, in Zoey den Wahren gefunden zu haben, aber das erwies sich schnell als eine Illusion. Am schlimmsten finde ich, dass ich es nicht gesehen habe und alles nur idealisiert habe, dass ich tat, als würde ich nicht merken, dass ich ihm nicht so viel bedeutet habe. Wie kann Liebe blind machen. Wirklich wütend kann ich darüber werden, dass ich immer noch von ihm erwarte, dass er so etwas wie Gefühle hat und nicht so tut, als wäre ich Luft; dass ich sehen kann, dass es ihm auch schwerfällt.

In der Schule ist es schon lange nicht mehr so spannend wie am Anfang; die großen Jungs und Mädchen sind eigentlich gar nicht so groß, und in den Toiletten, wo man sich um die Spiegel drängen muss, um einen kurzen beruhigenden Blick auf sich selbst werfen zu können, finden die normalen Gespräche statt. Aber wenn man sich mit einem rot angelaufenen Gesicht und stachligem Haar betrachtet, kann kein Make-up einen mehr retten, nicht einmal das der Mädchen aus den höheren Klassen. Womit ich nur sagen will, dass nicht alles so schön ist, wie es scheint.

Ich spreche aber immer wieder mit Schülern aus anderen Klassen, und einige Jungs sind ganz schön verrückt nach mir. Manchmal werde ich auch in die Disko eingeladen, aber trotzdem bleibe ich immer unsicher, vor allem, wenn Zoey in der Nähe ist. Am liebsten würde ich einen eisernen Zaun um mich ziehen, so dass er nicht hinein kann und mich nicht mehr verletzen kann.

Gestern bin ich beim Probeunterricht im Thaiboxen gewesen. Ja, du hast richtig verstanden: Boxen. Nun denkst du vielleicht, was hat ein dreizehnjähriges Mädchen bei dem Sport zu suchen. Das dachte ich auch, als ich die muskulösen, großen Männer sah und erfuhr, dass ich das einzige Mädchen war. Ich musste einmal tief durchatmen, als ich in den Saal hineinging, und sagte mit strahlendem Lächeln zu dem Lehrer, dass ich meiner Meinung nach im falschen Unterricht gelandet war. Das war jedoch nicht der Fall, und nun, wo ich einmal da war, konnte ich natürlich nicht mehr zurück. Ich raffte meinen ganzen Mut zusammen, und wir fingen mit dem Unterricht an: Konditionstraining, Technik und freies Boxen. Es ging überraschend gut und war eigentlich unheimlich nett. Man hatte Respekt voreinander und ein unglaubliches Gemeinschaftsgefühl, und die Jungs waren so sanft und lieb. Ich fühlte mich äußerst wohl, und sie fanden es auch wirklich toll, dass ich da war. Nicht nur, weil ich ein kurzes Top anhatte, es klickte einfach.

Es ist auch ein schöner Sport. Da werde ich all meine Aggressionen los, zugleich aber wirkt es wahnsinnig disziplinierend. Es ist einfach harte Arbeit mit deinem eigenen Körper und du spürst Muskeln an dir, von denen du nicht einmal wusstest, dass sie existieren. Es ist wirklich genau der richtige Sport für mich, und ich mache sicher weiter damit, auch wenn jeder mich für verrückt erklärt.

Wie langweilig, leer und uninteressant ist das Leben eigentlich: Warum habe ich das nicht über die hübschen Dächer von Amsterdam-Süd geschrieben? Ich wollte so gern etwas fühlen und kapierte nicht, dass Langeweile auch ein Gefühl ist. Besser gesagt: So etwas wagst du nicht zu fühlen. Stattdessen ging ich schnell auf die Suche nach irgendetwas, das dem grauen Brei wieder Farbe geben konnte, damit ich wieder das Gefühl bekäme, etwas Besonderes zu sein, eine Bestätigung, eine Ablenkung, beruhigenden Beifall. Diesmal sollte das Thaiboxen meine Leere füllen.

Humpolec
Winter 1996 / 1997 - dreizehn Jahre alt

Tschechen sind ein ganz besonderer Menschenschlag und – wie jedes Volk – haben sie ihre charakteristischen Merkmale und Eigenheiten. Sie sind in sich gekehrt und verschlossen, aber wenn es einem gelingt, an sie heranzukommen, sind sie ehrlich, offen und aufrecht, und oft haben sie übernatürliche Gaben. Viele alte Menschen haben tiefliegende Augen, und ihre Gesichter sind gezeichnet, sie sehen wie mürrische Zwerge aus. Die Jugend ist noch sehr natürlich und naiv, will aber mehr und mehr zum Westen gehören.

Wer weiß, denke ich verträumt, vielleicht läuft mein zukünftiger Mann hier herum. Es ist ein beruhigender Gedanke für mich, wenn ich abends die Sterne ansehe und weiß, dass es irgendwo auf diesem Planeten einen Menschen gibt, der dazu vorbestimmt ist, mein Mann zu werden. Auch wenn ich ihn noch nicht kenne und noch nie gesehen habe, ist er trotzdem mir vorbestimmt, und einst, wenn die Zeit reif ist, werde ich ihm begegnen und werden unsere Seelen eins werden. Aber in dieser Einheit kann trotzdem jeder selbständig und unabhängig seine Fähigkeiten entwickeln.

Wenn ich abends die Sterne ansehe, denke ich viel über das Leben nach, über die Gründe und Ursachen, oder über Bücher, die ich gelesen habe. Ich lese gern etwas über andere Kulturen und Religionen. Ich habe nicht wirklich das Bedürfnis, mich einer Glaubensrichtung anzuschließen, wohl aber, die Religionen kennen zu lernen, meine Wahrheiten darin zu finden und diese zu einer großen Wahrheit zu formen. Denn letzten Endes ist alles miteinander verwoben und muss sich alles doch um dieselben Dinge handeln, und alle Glaubensrichtungen wollen uns nur eines sagen. Was das ist, das möchte ich gern herausbekommen. Und irgendwann einmal werde ich es auch erfahren und werde dies der ganzen Welt verkünden. Aber bis dahin lebe ich mein Leben so gut wie möglich. Es ist doch gleich, wo man beginnt, denn letztlich wird man doch das tun, was man tun muss, was die eigene Aufgabe auf dieser Erde ist.

Amsterdam

Anfang 1997 - dreizehn Jahre alt

Ich bin in der letzten Zeit ziemlich launisch und uneins mit mir selbst. Ich fühle mich unsicher wegen meines Äußeren und vermeide es wenn irgend möglich, in einen Spiegel zu schauen. Auch fällt mir das Essen schwer. Wenn ich esse, fühle ich mich nicht wohl. Am liebsten würde ich gar nicht essen und mich immer so fühlen wie morgens, wenn ich noch einen leeren Magen habe. Ich fürchte mich vor dem Essen. Es ist immer sehr lecker, und dann habe ich Angst, dass ich zu viel esse und mich schuldig fühlen werde. Aber der Sport hilft mir gewaltig. Ich bin da, wie in allem, sehr fanatisch. Wenn ich einmal etwas mache, dann mache ich es hundertprozentig. Ich kann nie etwas halb tun. Ich treibe also jeden Tag Sport und fühle alle Muskeln in meinem Körper. Anschließend merke ich auch, dass ich richtig Hunger habe. Und dann esse ich auch, aber nicht zu viel und sehr gesund und fühle mich gleich viel besser.

Beim Boxen kann ich alle meine Aggressionen aus mir herausschlagen. Manchmal stelle ich mir Zoey als meinen Gegner vor, und das funktioniert wirklich sehr gut.

Ich bin nicht mehr traurig, nur sehr böse auf ihn. Er ist doch wirklich ein Scheißkerl, kümmert sich nur um sein eigenes Ego und darum, so cool wie möglich auf seine Umgebung zu wirken. Und weißt du was, ich bin nahe daran, ihn völlig zu vergessen und ihn aus meinem Leben zu verbannen.

Die Zeit verfliegt. Tage und Monate gehen unbemerkt vorüber. Das kommt durch die tägliche Routine. Ich unternehme auch sehr viel und versuche, mein Leben so interessant, spannend und abwechslungsreich wie möglich zu gestalten.

Die Schule ist natürlich die Hauptsache, auch wenn ich versuche, eine ganze Menge anderer Dinge nebenher zu tun. Trotzdem verbringe ich leider den größten Teil des Tages in der Schule. Ab und zu kann es so furchtbar langweilig sein und so unvorhersehbar, auch wie die Schüler miteinander umgehen: Alles ist oberflächlich und beinahe dumm. Es ist wie eine Art Puppentheater mit Marionetten, jeder spielt seine Rolle, und ich habe die Fäden in der Hand. Das meiste durchschaue ich nämlich, und ich muss aufpassen, dass ich mich nicht ausschließe. Wenn jemand ganz er selbst sein will, nicht mitmachen in dem Stück, dann muss er schon sehr fest auf seinen Beinen stehen. Und auch dann noch ist es beinahe unmöglich, nicht ein einsamer Sonderling zu werden, denn wenn man einmal ein Außenseiter ist, dann bleibt man es auch.

Es ist besser, du spielst ein bisschen mit und tust ungefähr, was von dir erwartet wird, ohne dich aber ganz in deiner Rolle zu verlieren. Wenn du ein paar gut Freunde hast und mit dem Rest einen normalen sozialen Kontakt pflegst, dann kannst du du selbst sein. Vielleicht wirst du dich bemühen müssen, um akzeptiert zu werden, vor allem, wenn du nicht rauchst oder kiffst, aber mir ist diese Strategie gelungen. Das heißt nicht, dass nicht über einen getratscht würde: Als Mädchen wirst du doch immer als Bedrohung oder Konkurrentin angesehen und sie versuchen, dich unsicher zu machen. Anfang des Jahres hatte ich damit oft Probleme. Das kam auch, weil ich noch sehr unsicher wegen Zoey war. Jetzt macht es mir nicht mehr so viel aus, auch wenn das von meiner jeweiligen Stimmung abhängt. Wenn ich meine Tage habe, kann schon ein gehässiger Blick mich furchtbar mitnehmen und verletzen; man ist dann viel empfindlicher.

Die Leute finden mich oft arrogant und selbstsicher; sie meinen, dass ich meine Brüste zu sehr zeige. Ich bin nicht gerade unauffällig, und Männer schenken mir viel Beachtung. Sie zeigen deutlich, dass sie mich für sehr hübsch halten, was ich natürlich auch sehr spannend finde. Ich experimentiere damit: Mal sehen, wie weit ich gehen kann, mal sehen, wo meine Grenzen liegen und natürlich die des Mannes, aber manchmal habe ich den Eindruck, dass es bei denen keine Grenzen gibt. Eigentlich ist es ganz schön lästig, wie eine erwachsene Frau auszusehen. Denn ich bin erst dreizehn, ziemlich kindlich und unerfahren. Manchmal weiß ich einfach nicht mehr, was ich tun soll. Ein bisschen flirten wird sofort als Einladung angesehen. Dabei ist es für mich nicht mehr als eine Art Selbstbestätigung. Und wenn dann von der anderen Seite begierig darauf reagiert wird, erschrecke ich natürlich und mache dicht. Ich bin nicht so ein Mädchen, das man sich mal schnell nimmt und das mit allen umschwärmten Jungs schon im Bett gewesen ist. Allerdings haben mich schon einige Jungs in die Disko oder ins Kino eingeladen, und ein paar sind wohl auch in mich verliebt oder finden mich in jedem Fall nett, aber ich habe sie alle freundlich abgewiesen. Die anderen Mädchen erklären mich für verrückt, aber ich würde mich nicht wohl fühlen. Ich finde, dass man erst dann mit jemandem ausgehen soll, wenn die Gefühle irgendwie gegenseitig sind, vielleicht bin ich hierin anders als alle anderen. Sorry, aber ich bin, wie ich bin, und tu die Dinge, die ich will. Ich habe auch meine Ups und Downs und fühle mich manchmal auch sehr unsicher, genau wie jeder andere auch. Dann hasse ich mich, dass ich so bin, wie ich bin, und finde es schwer, mich selbst zu akzeptieren. Ich fühle mich dann auch oft sehr einsam und unverstanden und bin sehr auf der Suche nach Liebe und nach echter, tiefer Freundschaft.

Humpolec
28. März 1997 - dreizehn Jahre alt

In ein paar Tagen werde ich vierzehn, endlich! Übermorgen ist Ostern. Frühling liegt in der Luft. Die Schneeflocken, die herabwirbeln, bleiben nicht liegen, sondern schmelzen in dem braunen Matsch und bilden Pfützen auf dem schlammigen Boden. Hier und da erscheint ein kleines Blümchen im zarten Gras, aber die Bäume sind noch dunkel und grau und zeigen noch nicht das geringste Anzeichen von Leben. Es weht ein starker Wind, alles ist feucht, kalt und grau. Wir sitzen mit einer Tasse Tee vor dem Kamin. Ich starre geistesabwesend in die Flammen und erhole mich langsam von dem Schock. Es ist alles so unwirklich, wie im Film, und ich bin nur der Zuschauer, aber es ist wirklich passiert: In unser Haus ist eingebrochen worden.

Heute Morgen kamen wir mit dem Jeep an, und als wir an der Rückseite des Hauses entlangfuhren, sahen wir Spuren im nassen Schnee. Die Fußstapfen führten zu einem zerbrochenen Fenster. Wir stiegen aus und wussten alle vier, was los war. Sehr vorsichtig gingen wir zur Vorderseite des Grundstücks, und auf der Veranda des Gästehauses sahen wir zwei Gestalten. Sie hatten uns noch nicht bemerkt. Papa zog mich zurück und schrie: »Was soll das?« Eine Sekunde lang blickten sie uns an, und ein Schock durchfuhr mich. Ich meinte einen der Jungen zu erkennen. Nein, das war doch wohl nicht möglich? Aber als ich wieder hinsah, waren sie verschwunden, in den Wald gelaufen.

Wir sind sofort zur Polizei gegangen. Die handelte schnell und professionell. Offenbar war in der ganzen Gegend eingebrochen worden. Die Polizei war schon eine ganze Zeit lang auf der Suche nach den Tätern und trat sofort in Aktion. Wir fuhren unsere kleine Straße hinauf, und am Straßenrand stand ein weißer Trabant aus Pilsen. Da wusste ich sicher, wer es war. Ich sagte es Papa, aber da das Auto ganz eingeschneit war, erschien es ihm doch sehr unwahrscheinlich. Es hatte vor drei Tagen zuletzt geschneit. Papa und die Polizisten verfolgten die Einbrecher im Jeep, wir anderen mussten im Polizeiauto bleiben.

Mama, Julia und ich waren ziemlich nervös und es schien eine Ewigkeit zu dauern, bis sie zurück waren. Aber als sie angefahren kamen, brauchten wir nicht mehr zu fragen, ob sie erfolgreich gewesen waren, denn ihre stolzen und aufgeregten Mienen sprachen Bände. Die Polizisten forderten die Einbrecher auf auszusteigen, und mir wurde schwindlig. Er war es: Boris, der Junge, in den ich letzten Sommer noch verliebt gewesen war, mit dem ich mich oft und lange unterhalten hatte, dem ich vertraut hatte … Ich zitterte und versuchte, ihn anzusehen. Ich wollte Schuldgefühle und Scham in seinen Augen sehen, aber ich sah nichts. Gemeinsam mit der Polizei gingen wir in unser Haus, und was wir da antrafen, war schrecklich. Alles war zerstört und beschmiert. Überall lagen Whiskeyflaschen verstreut. Eine Menge Sachen lag auf einem Betttuch, das war offenbar ihre Beute. Ich erkannte meine Bilder darunter. Anfangs hatte Papa der Polizei gesagt, dass er alles selbst mit den Jungen klären und weiter nichts unternehmen wolle. Die Jungen hatten nämlich erzählt, sie hätten Hunger gehabt und einen Schlafplatz gesucht. Aber als wir das alles sahen – die Bibel lag zerrissen auf dem Boden –, hatte Papa kein Mitleid mehr. Dies war pure Aggression gewesen und passte überhaupt nicht zu dem, was die Jungen behauptet hatten.

Ich war wütend. Heiße Tränen brannten mir auf dem Gesicht. Ich beschimpfte Boris und versuchte ihn zu demütigen. Ich hasste ihn. Aber er war kein bisschen beeindruckt.

Ich erschrak über seine Augen, die mich im letzten Sommer so fröhlich hatten anblicken können. Sie waren jetzt dunkel und leer. Meine Wut wich der Frage, wie er so etwas Schreckliches hatte tun können; ich konnte es nicht verstehen und weinte jetzt aus Mitleid. Ich hatte die Leere in seinen Augen gesehen und begriff, dass er zu allem fähig sein würde.

Aber was ist es denn nur im Menschen, dass wir so gern weiterhin an das Gute im anderen glauben wollen? An Unschuld und Vergebung, an Glück?

Es ist Ostersonntag, morgens, und ich bin gerade auf Scheck geritten. Als ich durch die wunderbare, unschuldige Natur ritt, schien alles so weit entfernt, und ich konnte mir kaum vorstellen, dass dieses ganze Elend erst vorgestern passiert ist. Alles ist jetzt so ruhig und still geworden. Das Zeitgefühl ist hier ganz anders als in den Niederlanden. Eine Stunde scheint ein Tag zu sein, ein Tag eine Woche. Ich ließ Scheck angaloppieren, stellte mich in die Bügel und ließ ihn laufen. Ich war frei und glücklich.

Nach der Sache mit Zoey war ich nun schon wieder um eine Desillusion reicher. Die Welt war nicht so schön, wie ich gedacht hatte, und den Menschen war nicht zu trauen. Ich konnte es nicht fassen, die Worte ›Boris‹ und ›Einbruch‹ wollten sich in meinem Kopf zu keinem Satz fügen, das konnte nicht zusammengehören, so durfte das nicht sein … Aber es war so. Was war das für eine Welt? Ich wollte nicht leben ohne vertrauen zu können, das ging einfach nicht. All das passte nicht in mein Weltbild, ich wollte es darin nicht haben. Es wurde immer schwieriger, meinen Ballon in der Luft zu halten. Ich unterschied nicht zwischen Ideal und Wirklichkeit, das kann man vielleicht auch nicht als Kind. Damals hatte ich nicht durchschaut, dass täglich Hunderte von Men-

schen in Kriegen, durch Armut oder Krankheit sterben: Meine Welt, mein Weltbild stürzte ein.

Ich merke, dass ich mich selbst verurteile, wenn ich dies wieder lese, weil ich das alles nicht durchschaut hatte. Ich bin geneigt zu denken: Was für eine gutbürgerliche Träumerin war ich nur, die nicht weiter blickte als auf ihr kleines, mickriges Leben, die dachte, dass das ganze Universum und der Erdball sich nur für sie und um sie drehen würden. Es wäre schön gewesen, wenn mir jemand in dem Moment hätte erklären können, dass an meinen Idealen nichts falsch war und dass ich sie jetzt, wo ich entdeckte, dass meine Wunschvorstellung keine Wirklichkeit war, nicht über Bord zu werfen brauchte. Vielleicht meinte mein Vater das, als er sagte: »Moïra, es ist eine schöne Eigenschaft, dass du immer nur das Gute im Menschen sehen willst, aber Kind, du bist noch so schrecklich naiv.«

Amsterdam
15. April 1997 - vierzehn Jahre alt

Es ist Frühling, neues Leben, und auch ich berste vor neuer Energie. Ich suche Herausforderungen, und meiner Meinung nach bin ich für mich selbst höchst gefährlich. Ich will zu viel, zu viele eigene Grenzen verschieben, zu viele Dinge erleben, zu viel mitmachen, kurz, ich will sehr viel vom Leben. Ich genieße es, es gibt so vieles, was ich noch nicht kann und noch lernen will, es gibt so viele Dinge, die mich beschäftigen.

Leere zu empfinden war meine große Angst. Ob das Leben wohl in etwas anderes übergeht? Oder geht es von nichts nach nirgendwo? Oder geht es irgendwohin, worüber ich keine Kontrolle habe? Kann ich das endgültige Ziel nicht selbst bestimmen, nicht vorhersagen oder zumindest festlegen, wie ich mich fühlen werde? Ich hatte Angst, die Kontrolle zu verlieren, und fürchtete mich zugleich vor Langeweile.

Nie konnte ich gemütlich herumsitzen, einfach nur vor mich hin starren, meine Gedanken ziellos schweifen lassen, träumen, nur atmen und leben. Ich plante alles, von Minute zu Minute, hielt mich genau an meinen Terminkalender. Sogar Verabredungen mit meinen Freunden mussten eine Woche vorher geplant werden, denn »die gnädige Frau war viel beschäftigt«. ›Viel beschäftigt sein‹ – dies und das tun, Zerstreuungen, Reiten, Boxen, Geigenstunde – all das gab mir ein Gefühl von Sicherheit und Sinn. Immer war ich unruhig. Wenn wir in den Ferien waren, um uns auszuruhen, kam ich todmüde und kaputt zurück von all dem Neuen, das wir sehen mussten und das überall bestimmt viel schöner war als da, wo wir uns gerade aufhielten. Etwas tun, egal was, wenn ich nur ein Ziel hatte. Ein Ziel für diesen Tag, diese Woche, diese Ferien, ein Ziel, für das ich leben konnte, dramatisch gesagt.

Humpolec

8. Mai 1997 - vierzehn Jahre alt

Es ist hier herrliches Wetter, fast sommerlich. Es ist, als wäre das Leben schwerer um Weihnachten herum und als würde die Zeit dann langsamer verstreichen, aber wenn die Tage wieder länger werden, scheint alles viel schneller zu gehen. Ehe man sich's versieht, ist es wieder Sommer. Ich kann die Ferien gut brauchen; schön entspannt im jungen Gras liegen und mir die Sonne aufs Gesicht scheinen lassen, auf einem Grashalm kauen und über das Leben nachdenken. Scheck grast ein Stück von mir entfernt, und ich höre das gemütliche Geräusch seiner mahlenden Kiefer.

Dieses Jahr war recht schwer, vor allem am Anfang. Ich war so verletzbar und unsicher. Ich schloss mich von allem und jedem ab. Das war vor allem wegen Zoey. Ich hatte so viele zwiespältige Gefühle und keine Zeit, um die Gefühle zuzulassen. Ich schaffte mir auch keinen Raum für den Kummer; ich war zu stolz und schob es in den Hintergrund, wodurch es nur umso länger dauerte, bis ich es ein bisschen verarbeitet hatte.

Es war ein Jahr mit Höhepunkten und tiefen Tälern. Ich wurde von allen meinen Gefühlen mitgerissen, alles, was ich fühlte, war so heftig, dass ich ab und zu müde von mir selbst wurde. Weshalb muss ich immer so hundertprozentig leben? Am einen Tag konnte nichts schiefgehen, da wusste ich nicht, wohin mit meiner Energie, am anderen Tag war alles großer Mist und ich kam mir nutzlos vor. Aber im Laufe des Jahres kam alles mehr ins Gleichgewicht und ich wurde etwas ruhiger, vor allem, weil ich Sport trieb, wodurch ich mich physisch wohler fühlte, und wenn ich mich wohl in meiner Haut fühle, bin ich auch seelisch besser im Gleichgewicht. Ich kam dahinter, dass die Dinge im Leben so sind, wie du sie sehen willst. Manchmal lebe ich in einem Wahn und bin böse, traurig und unsicher. Das kommt nur durch meine Interpretation der Dinge, die auf mich zukommen. Ich sehe dann nicht mehr, dass sie vielleicht auch ganz anders sein könnten. Vielleicht würden mir mehr Offenheit und ein weniger schnelles Urteil helfen.

Humpolec

Sommerferien 1997 - vierzehn Jahre alt

Es ist früh am Morgen. Die Sonne ist gerade aufgegangen, die Wolken sind dunkel, beinahe schwarz, und in der Luft liegt etwas Drohendes, eine Spannung, ein Zittern, das meine Haare zu Berge stehen lässt. In der Ferne donnert und blitzt es. Ich atme die frische, klare Morgenluft ein, die erfüllt ist von dem Duft nach trockenem Heu, grünem Gras, Blumen und Erde. Scheck steht unruhig in seinem Stall. Auch er fühlt die Spannung, die in der Luft liegt, aber ich hoffe sehnlichst, dass die drohenden Wolken, die jeden Augenblick aufplatzen können, an uns vorbeiwehen werden und dass das Heu, das draußen zum Trocknen liegt, nicht nass wird. Gestern haben Sharon und ich sehr hart gearbeitet, um das ganze Heu zu wenden, damit es trocknen konnte, und heute sollen wir es einbringen. Ich ziehe leise meine Kleider an, aber entschließe mich dann doch, Sharon zu wecken. Es muss noch so viel getan werden. Wenn es wirklich anfängt zu gießen, will ich in jedem Fall einen Teil des Heus für die Pferde drinnen haben. Ich wecke sie vorsichtig, aber sie dreht sich eigensinnig um und sagt, noch halb im Schlaf, dass es noch nicht einmal sechs Uhr ist. Sie zieht sich die Decke über den Kopf, fest entschlossen, sich nicht stören zu lassen. Ich zucke mit den Schultern und gehe zum Stall. Scheck möchte gern aus der Box und streckt den Kopf aus der Türöffnung. Ich striegle ihn und bringe ihn auf die Weide, so dass er sich austoben kann, dann ist er wenigstens ein bisschen ruhiger, wenn Sharon und ich nachher reiten.

Pfeifend begann ich den Stall auszumisten und etwas später kam Sharon dann doch in den Stall. Ich blickte erstaunt auf und sie sagte, um mich ein bisschen zu ärgern, dass sie bei meinem ›schönen‹ Gepfeife sowieso nicht mehr schlafen könne. Und so nahm ein langer Tag seinen Anfang. Heute Abend würden wir wahrscheinlich Blasen haben. Und so war es auch. Müde, aber zufrieden saßen wir schließlich am Lagerfeuer. Alles Heu war drinnen, Scheck war sehr gut gesprungen, und Sharon hatte ihre ersten Reitstunden in diesem Sommer hinter sich.

Donnerstag

Boris ist gekommen und läuft hier ohne jedes Anzeichen von Schuldgefühl oder Scham herum. Es gibt Gründe genug, ihn zu hassen, aber zu meinem Erstaunen ist das nicht der Fall, und er fasziniert mich nur noch mehr. Meine Eltern haben mich streng davor gewarnt, mich mit ihm einzulassen. Sehr verständlich, man kann ihm nicht trauen, er ist ein Dieb, aber gerade das Gefährliche, das Verbotene zieht mich an. Ich möchte ihn so gern verstehen. Ich will ihm helfen, sich zu ändern, aber das ist unmöglich, solange ich nichts von Schuld, Scham oder Bedauern in seinen Augen lese. Weshalb entschuldigt er sich nicht, so dass ich ihm verzeihen könnte? Wenn ich ihn so anblicke und sehe, wie er mit den Kindern spielt, kann ich mir gar nicht vorstellen, dass es dieselbe Person ist, die vor einem knappen halben Jahr bei uns eingebrochen hat. Ich finde es so schwierig, mich damit abzufinden, dass ich nichts für ihn tun kann, vor allem, weil etwas an ihm ist, das mich außerordentlich anzieht. Mehr als ein paar flüchtige Blicke haben wir übrigens nicht gewechselt, und vielleicht ist das auch besser so. Ich habe viel mit Sharon darüber gesprochen und bin froh, dass sie da ist; sie kann alles so fröhlich und leicht nehmen. Ich war wie vor den Kopf gestoßen, dass er wieder da war und nicht hinter Schloss und Riegel saß, denn er hatte schon ein langes Strafregister.

Sonntag

Sharon ist nach zwei sehr erfüllten und geselligen Wochen wieder abgefahren, aber ehrlich gesagt, finde ich es richtig gut, mal wieder allein zu sein mit meiner Familie und der Einsamkeit der Natur um uns herum. Eine Zeit lang auf niemanden Rücksicht nehmen müssen und tun und lassen, wozu ich Lust habe.

Ich sitze im Schatten auf der Veranda und schaue gerührt zu Scheck und Djivus, einem kleinen Shetlandpony. Sie gehen so lieb miteinander um, spielen und fordern sich gegenseitig heraus, vor allem Scheck. Er weiß einfach nicht, was er noch alles tun soll, um die kleine Djivus zu betören, die ihn immer wieder abweist, sich ihm aber am liebsten hingeben möchte. Ich seufze einmal tief auf. Weshalb habe ich noch niemanden? Es scheint, als bekäme jeder einen Freund außer mir, als würde ich einsam und verlassen übrig bleiben. Bin ich denn so unattraktiv? Nein, das ist nicht wahr, das weiß ich auch, ich gelte sogar als sehr begehrenswert bei den Männern, aber es scheint, als sei der richtige einfach nicht dabei. Es bleibt immer bei einem oberflächlichen Flirt. Aber ich will jemanden, bei dem es nicht nur äußerlich, sondern auch innerlich zusammenstimmt. Verlange ich denn für eine Vierzehnjährige zu viel vom Leben? Ach, wahrscheinlich träume ich einfach zu viel oder habe zu viele Liebesromane gelesen.

Samstag, eine Woche später, irgendwann im Juli

Jitka, mein früheres Au-pair-Mädchen, hat heute in einer schönen, alten Kirche Honza geheiratet. Er scheint sehr lieb zu sein. Julia und ich waren Brautjungfern. Die Braut sah genauso aus, wie es sein muss: in einem wunderschönen weißen Kleid mit einer langen Schleppe und einem Schleier. Der Bräutigam strahlte vor Stolz. Die Hochzeit war sehr rührend und schlicht. Danach wurde zwei Tage lang gefeiert in Humpolec. Ich hatte die Brautkammer von Jitka und Honza mit Kerzen, Weihrauch, Champagner, Blumen und Girlanden geschmückt.

Mir reichte es eigentlich mit Jungs, und ich hatte gerade geschworen, dass ich nie wieder etwas mit ihnen zu tun haben wollte. Von mir aus konnte ich ins Kloster gehen. Aber in dem Augenblick, als ich Brano in einer schmutzigen Gartenhose und mit verschwitztem, nacktem Oberkörper sah, bereute ich mein voreiliges Gelübde schon. Ich kenne Brano noch von früher, aber er studiert in Prag (er ist siebzehn), also hatte ich ihn schon ein paar Jahre lang nicht mehr gesehen. Er lag unter dem Traktor und werkelte mit Lubosch und seinem Vater am Motor herum. Ich grüßte sie, und sie blickten erstaunt auf. Mir war sehr unbehaglich zumute in meinem weißen, durchsichtigen langen Sommerrock, kurzem Top und Espadrillen. Ich stach ziemlich ab gegen die schmutzige Arbeitskleidung und die verschwitzten Männerleiber. Aber Brano freute sich sehr, mich zu sehen, und schenkte mir sein wunderbares Lachen. Ich stellte Kaffee auf, und es wurde sehr gemütlich. Wir plauderten, und Brano warf seinem Vater ein paar stolze Blicke zu, so, als wenn er mich schon erobert hätte, und ich beschloss, dass das nicht so einfach gehen würde. Es war, als bestehe zwischen Brano und mir eine Spannung. Wir konnten uns mit den Augen berühren, und mein ganzer Körper glühte, wenn ich ihm etwas zu nahe kam. Wir spielten das Spielchen: Er wollte mich erobern, und ich wies ihn einladend ab, genau wie Djivus und Scheck.

Ich wollte mich nicht verlieben, in etwas hineingeraten, das völlig unmöglich und unrealistisch war. Ich würde ihn jetzt nur noch drei Tage lang sehen und dann eine Ewigkeit nicht mehr, aber ich hatte mein Herz schon verschenkt, bevor ich es wusste. Es war auch gar nicht anders möglich.

Als seine Lippen die meinen zum ersten Mal berührten, schien die Natur um uns herum den Atem anzuhalten. Ich zitterte und hatte das Gefühl, dass jeder Windhauch mich in die Luft heben könnte. Wir lagen lachend und balgend auf der Wiese, mitten in der wunderbaren Natur.

Wir erlebten die schönsten Tage miteinander, erfüllt von Liebe und neuen Erfahrungen. Er lehrte mich so viel von der Liebe und gab mir so viele neue Gefühle. Und ich konnte mit ihm darüber sprechen. Ich öffnete mich ihm völlig, hatte aber doch das Gefühl, dass von seiner Seite her ein gewisser Abstand da war. Er sprach zwar über seine Gefühle, sagte aber nie mehr, als er wollte. Wir waren vor allem sehr verliebt und sprachen zwar miteinander, aber immer nur zwischen den Küssen, denn immer wieder suchten wir die gegenseitige Sicherheit unserer Körper, um zu spüren, dass es wirklich war und kein Traum.

Aber der schmerzliche Abschied kam immer näher, und wir mussten der Zukunft ins Auge sehen. Ich ließ ihn völlig frei und sagte, dass ich in den Herbstferien wiederkommen würde und dass wir dann schon sehen würden, ob wir noch etwas füreinander empfanden. Aber wenn er ein anderes Mädchen finden würde, wollte ich, dass er mir das ehrlich schreiben sollte. Die Tränen liefen mir übers Gesicht, als ich das sagte.

Er flüsterte mir drei kleine Worte ins Ohr, die so viel für mich bedeuteten und an denen ich mich in den beiden folgenden Monaten festhalten und aus denen ich Mut schöpfen würde.

Dann war es so weit. Sein Vater rief nach ihm. Er nahm meine Hand und wir küssten uns ohne ein Ende zu finden. Die Zeit schien stillzustehen. Es war ein Augenblick, der tief in unsere Herzen sank. Er ließ mich nur widerstrebend los und gab mir einen kleinen Stoß in die Richtung meines Hauses. Dort verabschiedete er sich höflich von meinen Eltern und meiner kleinen Schwester, er hatte ihre Sympathie gewonnen und wusste, was sich gehörte. Er war erwachsen. Er strich mir zum letzten Mal übers Haar und ließ mich schwören, es nicht abzuschneiden. Dann lief er sicher und zielbewusst zum Auto, aber an seiner großspurigen Art erkannte ich den Schmerz, und ich wusste, dass er sich am liebsten umdrehen und mich noch mal in die Arme nehmen würde. Danach winkte er und verschwand, aber nicht aus meinem Herzen.

Palma de Mallorca

August 1997 - vierzehn Jahre alt

Es ist halb acht Uhr morgens. Die Straßen sind verlassen und die Fensterläden geschlossen. Die Stadt liegt noch in tiefem Schlaf. An der Kathedrale vorbei laufen wir durch die engen Gassen, zu beiden Seiten hohe, terrakottafarbene Häuser. Je länger wir unterwegs sind, desto mehr erwacht die Stadt. Aus einigen Häusern hört man Stimmen, und die Fensterläden gehen nach und nach auf. Die Menschen kommen noch etwas steif und verschlafen aus ihren Häusern, klagen über die Hitze, kaufen sich eine Zeitung und trinken eine Tasse Espresso, dazu ein Croissant, um richtig wach zu werden. Auch Papa und ich frühstücken draußen in einem kleinen Café. Vollkommen glücklich blicke ich ihn über meine Tasse Kaffee hinweg an. Schade, dass Mama und Julia nicht wach zu bekommen waren und sich lieber noch einmal im Bett umgedreht haben, anstatt mit Papa und mir mitzugehen auf der Suche nach neuen Eindrücken. Dieses unruhige Verlangen nach etwas Spannendem scheinen Mama und Julia nicht zu kennen. Sie sind glücklich und ruhig da, wo sie gerade sind. Ich finde es sehr schwierig, ruhig zu bleiben. Ich will so viel sehen, so viel tun.

Oh, wie vermisse ich Brano. Ich sehne mich wieder nach dem Gefühl, völlig glücklich zu sein. Er spürte so genau, was in mir vorging, tat und sagte die Dinge genau im richtigen Augenblick. Aber vielleicht ist dies alles auch eine große Illusion und ich sehe die Dinge alle wieder viel zu schön. Wer weiß, vielleicht ist es eine große Enttäuschung, wenn ich ihn in ein paar Monaten wiedersehe. Aber das Gefühl, dass du jemanden liebst, oder vielleicht besser gesagt, dass du verliebt bist, ist herrlich, und der süße Schmerz, dass er so weit entfernt ist, ist nicht mehr so schlimm, wenn ich mir vorstelle, dass er mich auch vermisst und sich zweitausend Kilometer weit entfernt auch nach mir sehnt.

Amsterdam … eine völlig andere Welt. In ein paar Tagen sitze ich wieder mittendrin. Ich habe zwar keine Lust, doch graut es mir nicht so davor wie letztes Jahr. Am Anfang des Schuljahres war ich eine große Nummer bei den Jungs, aber als sich herausstellte, dass ich nicht kiffte oder bei all den anderen Sachen mitmachte, wurde ich sofort ausgeschlossen. Sie fanden mich hochmütig, zu selbstbewusst, 'ne Ziege, und seltsam, weil mir die Dinge, die sie interessierten, nichts sagten. Dabei rede ich auch gern über Jungs, aber eben nicht nur. Ich habe vieles, das mir wichtig ist, das ich erreichen möchte, und ich verstehe die Langeweile nicht, ich langweile mich nie. Wir werden sehen, wie dieses Jahr wird, und ich werde versuchen, es so friedlich wie möglich verlaufen zu lassen. Ich hoffe, dass ich die Freundschaft mit Sharon und Roos vertiefen kann, und ich nehme mir vor, mich auf zwei neue Fächer zu stürzen: Spanisch und Latein. Und ich möchte zusammen mit Papa die tschechische Grammatik richtig lernen, denn das ist nötig, wenn ich Brano beinahe jeden Tag schreibe. Ansonsten mache ich weiter mit dem Geigenunterricht und dem Reiten und stürze mich nach wie vor auf den Sport, aber zuerst muss ich mal meinen Stundenplan abwarten.

Vorläufig will ich noch meine Ferien genießen und nicht an Amsterdam denken.

Endlich fühlte ich etwas! Zum ersten Mal fühlte ich, einfach von selbst: Verliebtheit, Unsicherheit, Sehnsucht, Schmerz. Und ich verliebte mich in mein (verliebtes) Gefühl. Brano selbst sah ich eigentlich nicht, ich sah nur meinen Prinzen auf dem weißen Pferd, der so genau in meine Welt hineinpasste, die Welt der Kerzen, Öllampen, des Kamins – die Welt von Humpolec. Wie war es auch anders möglich, es musste so sein, ich konnte mir nicht mehr vorstellen, dass ich mich in Amsterdam in jemanden verlieben würde.

Ich überschüttete ihn so mit Liebe und Aufmerksamkeit, dass er nicht mehr dazu in der Lage war Ja oder Nein zu sagen. Ich wurde durch ein ganz neues Licht geblendet. Er war mein Leben, meine ganze Aufmerksamkeit und meine Energie richteten sich dorthin. Viele Briefe und Zeichnungen gingen per Post nach Tschechien. Und ich musste mich mit einem einzigen Brief zufrieden geben, der mit vielen Verbesserungen und durchgestrichenen Stellen auf normalem Briefpapier geschrieben war.

Monatelang lebte ich nur für ihn, lebte ich auf die wenigen Tage zu, an denen ich ihn sehen würde. Diese waren für mich genug, um meine Träume zu nähren. Flüchtige Küsse, aber nie sagen, was eigentlich vor sich ging; er konnte es nicht, fand mich süß, fürchtete sich, mir wehzutun. Und ich wollte es nicht sehen, konnte es auch nicht sehen. Für mich war es selbstverständlich, dass ich mich nach ihm sehnte, über ihn sprach, von ihm träumte. Für ihn war ich genauso imaginär, als wenn er nach Amerika ginge – ein Traum, an den er sich nicht klammern wollte –, eine Sommerliebe, drei Tage, genießen, vergessen.

TEIL ZWEI

Amsterdam
September 1997 - vierzehn Jahre alt

Es ist Montagmorgen und ich bin noch müde von der Reise: Gestern Abend kamen wir spät nach Hause. Gleich gehe ich zur Schule. Ich fühle mich noch nicht wieder heimisch in dieser Welt. Ich habe durchaus Lust, alle wiederzusehen, aber es graut mir auch davor. Zum Glück habe ich Sharon und Roos gestern Abend noch kurz gesprochen. Sie hatten sich zu meinem Erstaunen nicht sehr verändert, jedenfalls nicht ihre Stimmen, ihre Art zu sprechen. Ich weiß nicht, aber irgendwie habe ich immer Angst, dass Menschen völlig verändert sind, wenn ich sie eine Weile nicht gesehen habe. Es ist dann immer ein so neues Gefühl, und ich frage mich, ob ich mich auch verändert habe. Roos und Sharon waren beide sehr fröhlich. Sie hatten schöne Sommerferien hinter sich, und sie konnten nicht genug von ihren Ferienfreunden erzählen. Nur leben ihre Ferienfreunde in den Niederlanden, die haben mal wieder Schwein gehabt. Ich würde alles dafür tun, um ›meinen‹ auch hier zu haben. Ich vermisse ihn so. Ich schreibe fast jeden Tag und warte noch immer auf einen Brief von ihm. Du kannst dir also vorstellen, dass ich ein bisschen eifersüchtig bin, weil sie ihre Freunde jeden Tag sehen können. Aber ich gönne es ihnen von Herzen; ich weiß, wie wunderbar es ist, verliebt zu sein.

Heute Nachmittag wollen wir uns treffen, um uns alles zu erzählen und unsere Erfahrungen auszutauschen. Jetzt ziehe ich mich schnell an. Ich bin gespannt, wie braun alle sind, und hoffe natürlich, dass ich die Braunste bin. Aber jetzt muss ich mich beeilen, sonst komme ich zu spät, und das am ersten Schultag!

Oh, ich bin so glücklich! Brano hat angerufen. Nach langem Suchen und Organisieren ist es gelungen. Er hat nämlich kein Telefon, und ich war schon völlig verzweifelt, bis ich die Telefonnummer der Fabrik fand, in der Standa, sein Vater, arbeitet. Ich bat ihn, Brano auszurichten, dass er mich um halb neun anrufen solle. Ich saß schon um acht Uhr gespannt am Telefon, und um fünf vor halb neun bereitete ich mich schon darauf vor, dass er nicht anrufen würde. Um fünf nach halb neun war ich davon überzeugt, dass er mich vergessen hatte, aber da klingelte das Telefon. Ich ließ es zweimal läuten, bevor ich abnahm, und ich hörte die bekannte ruhige, erwachsene Stimme von Brano am anderen Ende der Leitung. Er erzählte mir, wie sehr er mich vermisste, und als er sagte, dass er mich liebe, zitterte seine Stimme. Dieses Zittern spürte ich am ganzen Körper. Ich verzieh ihm sofort, dass er mir noch nicht geschrieben hatte. Er muss hart arbeiten, um studieren zu können. Und er sagte mir, dass er schon einen Brief abgeschickt hätte, dass er mich sehr liebe und mich vermisse, aber dass seine Ausbildung jetzt sehr wichtig für ihn sei. Sonst sprachen wir noch über dies und das. Ich erzählte, wie mein Leben so war ohne ihn, und er berichtete seinerseits, wie er damit umging. Er hat ein so schönes Lachen, auch am Telefon, ich sah ihn wieder richtig vor mir. Mein Herz singt – am Sonntag ruft er wieder an. Ich halte es wohl aus bis dahin.

Samstag

Ich sitze jetzt im Auto auf dem Weg nach Paris für ein langes Wochenende. In der Schule geht es sehr gut, nicht nur das Lernen, sondern auch das Soziale. Ich merke, dass meine Klassenkameraden allmählich Respekt vor mir bekommen, nicht deshalb, weil ich nicht rauche oder weil ich die richtigen Klamotten trage, sondern wegen meiner Persönlichkeit. Sie haben mich zum Klassensprecher gewählt, zusammen mit Mickey. Ich freue mich sehr und fühle mich geehrt. Es ist eine sehr ernsthafte Aufgabe und ich werde mich bemühen, sie so gut wie möglich zu erfüllen. Wir sind doch eine sehr nette Klasse, vor allem die Mädchen.

Im Augenblick fühle ich mich wohl in meiner Haut. Das kommt vor allem durch das Boxen. Jeden Abend gehe ich in die Kampfsportschule. Ich bin oft das einzige Mädchen in der Gruppe, aber ich fühle mich jetzt nicht mehr unwohl dabei und finde es herrlich, meine ganze Wut aus mir herauszuschlagen. Es ist ein toller Sport. Ich vermisse nur die Philosophie dahinter. Es geht wirklich nur darum, Schläge auszuteilen.

Paris

30. September 1997 - vierzehn Jahre alt

Es ist ein wunderbarer Spätsommertag. Die Blätter beginnen sich schon etwas zu verfärben und die Luft ist warm. Die Sonne scheint uns ins Gesicht. Wir sitzen auf der Treppe am Fuße von Sacré-Cœur, die sich hellweiß gegen den stahlblauen Himmel abzeichnet. Wir lauschen einigen Stadtmusikanten, die Lieder aus den sechziger Jahren singen.

Abends haben wir zusammen mit einem Freund, Jirka, in einem vietnamesischen Restaurant gegessen. Jeder nahm sich einen großen Teller Suppe mit Nudeln und Rindfleisch. Ich wählte sehr kleine, leicht verdauliche Lumpias aus, woraufhin mich Jirka fragend anblickte. Ich sagte, ich hätte keinen richtigen Hunger, und das stimmte zum Teil auch, aber eigentlich hatte ich mit einer Diät angefangen, an die ich mich wirklich halten wollte.

›Montignac‹ war die erste richtige Diät, die ich hielt. Durch sie begann ich bewusst auszuwählen, was ich essen wollte und was nicht. Es war leicht einzuhalten, ich konnte essen, so viel ich wollte, solange ich bestimmte Dinge nicht miteinander kombinierte. Das war für mich ideal, denn eigentlich aß ich furchtbar gern, aber konnte nicht Maß halten, hatte keine Kontrolle über das, was ich aß. Ich bekam ein Gespür für Dickmacher; ohne je etwas darüber gelesen zu haben, wusste ich genau, was ich von meinem Speiseplan streichen musste. Ich hörte nicht nur damit auf, Reis mit Fleisch zu kombinieren, sondern beschloss, gar keinen Reis mehr zu essen. Alles wurde genau abgemessen, morgens vier gehäufte Löffel Müsli und Obst. Heimlich aß ich dann doch

noch einen Extralöffel, nicht auf meinem Teller, sondern direkt aus dem Paket.

Aber von Tag zu Tag wurde ich fanatischer. Meine Freundinnen, die ich angesteckt hatte mit meiner Diät, waren in meinen Augen Falschspieler; sie aßen Dinge, die ich für giftig erklärt hatte. Ich verachtete ihre Schwäche, was mich zu nur noch größerer Strenge mir selbst gegenüber anstachelte. Meine Mutter war begeistert: Gesund zu essen war immer sehr wichtig in unserer Familie gewesen, unsere Einkäufe machten wir vor allem in Naturkostläden. Und ach, eine Diät, welches junge Mädchen machte das nicht, ganz normal pubertär, gesund, unsicher, was bestimmt wieder vorübergehen würde.

Ich war nie dick gewesen – 64 Kilo war mein normales Gewicht –, und ich sah ganz einfach gut aus. Aber ich kam mir wuchtig und schwer vor. Das Abnehmen begann sehr langsam, im ersten Monat merkte ich nichts, was mich sehr wütend und ungeduldig machte, aber plötzlich schlug es an und die Pfunde flogen nur so herunter.

Amsterdam

Herbst 1997 - vierzehn Jahre alt

Ich bin sehr müde. Gestern bin ich mit einer ganzen Mädchenclique aus meiner Klasse ausgegangen. Es war sehr nett; ich habe mich völlig gehen lassen, nicht mit Alkohol oder Jungs, ich trinke nie, wenn ich ausgehe. Es war ein Kick für mein Ego. Ich habe viel getanzt und ein Machtspiel mit den Männern im Saal gespielt. Viele von meinen Freundinnen hatten am Ende des Abends schon jemanden gefunden, mit dem sie in einer dunklen Ecke fummelten. Für mich ist der Kick gerade, dass ich beachtet werde, aber sie dürfen mich nicht anfassen. Ich wollte, Brano hätte mich gesehen.

Aber jetzt bin ich ziemlich down. Ich weiß nicht einmal, warum. Die Leute können es nicht begreifen, dass ich unsicher bin, dass ich unzufrieden mit mir selbst bin, innerlich, aber auch äußerlich. Manchmal frage ich mich, wie es wäre, wenn ich in einem anderen Körper geboren wäre, mager und schlank: Würde ich mich dann anders fühlen, glücklicher?

Ich erlebe alles so heftig, bin mir so schmerzlich aller Dinge bewusst, sehe so viel von der Welt, von den Menschen um mich herum. Manchmal tut mir das richtig weh, aber die größten Probleme habe ich augenblicklich mit mir selbst.

Tschechien

Weihnachtsferien 1997 / 1998
vierzehn Jahre alt

Prag, 23. Dezember

Verträumt und glücklich ging ich mit Papa durch das romantische Prag. Wir genossen es beide: er die Vergangenheit und seine alten Erinnerungen, ich die neuen Eindrücke und die Umgebung, die mir schon ein bisschen vertraut ist. Prag wird mein neues Zuhause. Nach den Sommerferien werde ich für einige Monate hier wohnen, bei einer Gastfamilie, bei Freunden meines Vaters. Wenn es klappt, gehe ich hier auch zur Schule. Als wir auf der Karlsbrücke standen und über die Moldau blickten, dachte ich daran, dass ich Brano dann oft sehen würde. Diese Vorstellung machte mich vollkommen glücklich.

Ich hatte fünf Kilo abgenommen und wog 59, als ich in den Weihnachtsferien nach Tschechien fuhr. Alle sagten, dass ich so gut aussehen würde, aber der Blick meiner Eltern wurde besorgt. Meine Diät war schon lange nicht mehr harmlos, es wurde zur Manie. Mama sah es, Papa sah es, und eigentlich sah ich es auch, aber ich war machtlos, und die Angst wurde in eine kleine Ecke gedrückt, was mir durch all die Komplimente gelang, die ich bekam, und durch das herrliche Schlanksein, das sich langsam in dünn und zu dünn verwandelte.

Humpolec, 28. Dezember

Weihnachten, wie es sich gehört: Familiengeselligkeit, Kerzen, Kamin, ein Weihnachtsbaum und viel, viel Essen.

Mir wurde schlecht davon. Eigentlich verabscheue ich das Essen, dieses In-sich-Hineinstopfen. Ich hasse das Völlegefühl, und am liebsten würde ich überhaupt nicht essen. Ich esse nur, weil es notwendig ist. Notwendig, um am Leben zu bleiben. Ich verbinde mit dem Essen Dickwerden und nehme immer mehr ab. Es wird immer schlimmer. Ich versuchte so zu tun, als wenn nichts los wäre, aber jetzt, wo ich immer mit meinen Eltern zusammen bin, kann ich es nicht länger verbergen, sie sehen es auch. Ich habe viel mit ihnen geredet. Ich will nicht, dass sie denken, ich würde nicht essen, um sie zu verletzen oder sie für irgendetwas zu bestrafen; es hat nur mit mir selbst zu tun. Ihrer Meinung nach habe ich Magersucht. Ich finde, dass es noch geht. So dünn bin ich noch lange nicht. Und nun würdest du wohl sagen: Dann iss doch einfach, aber so einfach ist das nicht. Das Ärgerlichste ist, dass ich weiß, wie dumm es ist, was ich da mache, und wie viel ich damit riskiere. Aber die Versuchung, dünn zu sein und nichts zu essen, ist viel zu groß. Wenn ich einen leeren Magen habe, fühle ich mich großartig. Ich will es nicht, aber meine Abneigung ist stärker als meine Klugheit.

Ich habe alles, was mein Herz begehrt, und jetzt habe ich auch noch einen Freund, der mich liebt und mich schön findet, hoffe ich. Weshalb tue ich es dann? Meine Eltern bestehen darauf, dass ich dreimal am Tag esse, aber das mache ich nur, wenn es gesund und fettfrei ist. Das ist meine Bedingung. Ich hoffe, dass ich dadurch nicht zunehme, und ich versuche, immer weniger zu essen, aber so, dass sie es nicht merken. Es ist beängstigend, wenn ich dies alles aufschreibe, geradezu, als wäre ich diese Person gar nicht.

Am Samstagabend sind Brano und ich zusammen ausgegangen in Susice. Ich bin hingebracht worden und sollte um zwei Uhr mit dem Taxi zurück sein. Meine Eltern waren da sehr großzügig. Bevor ich wegging, hatte ich wieder furchtbaren Streit mit ihnen wegen des Essens. Sie legen derart großen Wert darauf, und je mehr sie das machen, desto mehr hasse ich das Essen. Ich musste unbedingt meinen Teller Gemüse und Fisch leer essen, sonst durfte ich nicht ausgehen. Weshalb gerade jetzt, wo ich schön aussehen wollte und nicht mit einem Völlegefühl und einem dicken Bauch herumlaufen wollte?

Als ich Brano also wiedersah, war ich noch ganz empört und durcheinander. Ich hatte das Bedürfnis, ihm mein Herz auszuschütten und von einem Menschen verstanden zu werden. Er reagierte sehr lieb, begriff aber offenbar überhaupt nichts. Er fragte mich noch ein paar Dinge, und ich wollte ihm erklären, dass ich zu dick war, wusste aber, dass er das für Unsinn halten würde, und traute mich nicht, es zu sagen. Es kamen nur viele Tränen. Er redete mir gut zu. Es half, und als ich mich beruhigt hatte, gingen wir in die Disko. Ich lief schnell zur Toilette, um mich frischzumachen, und betrachtete mein Spiegelbild. Man konnte nicht sehen, dass ich geweint hatte. Ich vergewisserte mich, dass ich gut aussah. An diesem Abend trug ich eine Lederhose und ein blaues, glänzendes Top. Ich war zufrieden, wenn nur diese dicken Oberschenkel nicht wären ... Ich wollte, dass er stolz auf mich war, drehte mich noch ein letztes Mal vor dem Spiegel und ging mit strahlendem, selbstsicherem Lächeln in den Saal. Und wirklich, er war stolz, er wurde überschüttet mit beifälligen Blicken und Schulterklopfen. Er stellte mich allen seinen Freunden vor. Es war mir sehr peinlich, aber sie waren wirklich nett.

Zu Beginn des Abends war er sehr zurückhaltend. Ich versuchte, ihm nicht zu sehr auf den Leib zu rücken, was mir sehr schwerfiel. Aber im Laufe des Abends taute er mehr auf. Wir haben viel getanzt und uns geküsst. Ich spürte, wie alle Augen auf uns gerichtet waren und jede Bewegung beobachtet wurde. Wir fanden es alle beide sehr spannend und aufregend. Den Rest des Abends waren wir also vor allem mit uns selbst beschäftigt. Ich habe nur noch mit einem seiner Freunde getanzt, hatte Brano allerdings vorher gefragt. Er beobachtete mich ganz genau, und sein beschützender, etwas eifersüchtiger Blick tat mir gut.

3. Januar

Am Silvesterabend trafen Brano und ich uns nach Mitternacht vor der Diskothek. Ich hatte mich sehr schön gemacht, vielleicht ein bisschen zu schön. Ich erwartete Komplimente von ihm, aber er schwieg, und ich ging unsicher hinein. Ich spendierte allen seinen Freunden einen Malibu, und nach zwei davon waren alle hinüber, inklusive Brano, nur hatte er sich besser unter Kontrolle als die anderen. Er ließ mich kurz mit einem Freund vom Basketballclub allein, und ich begriff, dass ich mich allein amüsieren sollte. Freiheit, er wollte wahrscheinlich Spaß mit seinen Freunden haben. Ich fühlte mich ziemlich meinem Schicksal überlassen unter all den betrunkenen Typen und knüpfte ein Gespräch mit dem Jungen an, bei dem er mich zurückgelassen hatte. Wir tanzten zusammen, aber ich tat es vor allem, weil ich auf der Tanzfläche am sichersten war, nicht, weil ich das Bedürfnis hatte zu tanzen. Genau in dem Augenblick kam Brano zurück. Er fasste es völlig falsch auf und fing an, furchtbar übertrieben mit einer Freundin zu tanzen, sehr kindisch, aber er hatte mich da, wo er mich haben wollte: Ich war auf hundertachtzig. Ich flüchtete zum Klo. War sie wirklich nur eine gute Freundin? Warum sah er sie dann so an; es lag eine Spannung zwischen ihnen, als teilten sie ein Geheimnis. Sie sah gut aus und war vor allem sehr schlank.

Als ich wieder in den vollen, schwülen Saal ging, war Brano verschwunden; sie übrigens auch. Ich geriet in Panik. Nach langem Suchen und Fragen fand ich ihn draußen. Der Alkohol und der Trubel waren uns zu Kopf gestiegen: Wir stritten uns; es war das erste offene Gespräch, das wir führten.

»Brano, wer ist dieses Mädchen? Ich will die Wahrheit wissen, darauf habe ich ein Recht. Ich will wie ein intelligentes Mädchen behandelt werden und nicht wie ein verwöhntes, dummes Kind aus dem Westen, das dich doch nie verstehen wird, weil es alles von seinem Papi kriegt. Brano, warum teilst du deinen Kummer nicht mit mir? Willst du mich nonstop beschützen gegen die böse Welt?« Ich sah ihn flehend an. Meine Stimme fing an zu zittern, und das ärgerte mich.

Er sah mich lange an, seine Augen waren nicht klar, und er sagte: »Komm, Moïra, ich hab keine Lust auf Diskussionen, lass uns reingehen. Vielleicht können wir uns ein anderes Mal darüber unterhalten.«

»Nein, Brano, ich will wissen, woran ich bin, und ich gehe hier nicht weg, bevor ich es weiß.« Ich sah ihm direkt und eindringlich ins Gesicht.

Er seufzte tief auf. »Okay, was willst du hören? Du hast dir etwas in den Kopf gesetzt, und dann muss es genau so laufen, wie du es für richtig hältst, aber mich kannst du nicht verplanen, und schlag dir nur aus dem Kopf, dass du mich jemals ganz kriegst.«

Ich war verletzt und wollte ihn auch verletzen, ihm wehtun. Aber ich wusste, wenn ich das täte, würde unser Gespräch beendet sein, und ich wollte noch so viel wissen. Ich presste die Lippen zusammen, und er redete weiter: »Niemand wird mich jemals ganz bekommen, das ist reiner Selbstschutz. Ich bin zu oft verletzt worden und hab zu viel gelitten. Ich kann dich nicht mehr lieben, als ich es jetzt schon tu. Ich sehe keine Zukunft mehr, und der Abschied tut immer so weh.«

»Das weiß ich, aber wir können es doch einfach genießen, beisammen zu sein«, sagte ich fast verzweifelt. Ich wollte ihn nicht verlieren, aber dann fiel mir ein, dass er mir noch immer keine Antwort gegeben hatte auf meine Frage: »Wer ist dieses Mädchen, Brano?«

»Sie ist wirklich eine sehr gute Freundin von mir und ich empfinde etwas für sie. Wenn es mit uns zu Ende ist, gehe ich, glaube ich, zu ihr. Sie ist sehr lieb und verständnisvoll, ganz anders als du.«

»Na, danke, du tust, als wäre es meine Schuld, dass ich so weit weg wohne und dass du in mich verliebt bist. Und ich finde außerdem, dass ich dir gegenüber viel zu freundlich und verständnisvoll bin.«

»Das ist es ja gerade: Du bist viel zu anziehend, als dass man nicht verliebt in dich sein könnte, so kindlich. Ich möchte so gern mit dir schlafen und ich finde es immer schwieriger, mich zurückzuhalten. Ich fühle mich verantwortlich für dich. Ich finde es herrlich, dass du so viel für mich empfindest, schon allein deshalb werde ich nicht so schnell Schluss machen, weil ich dich dann zu sehr verletzen würde, und ich weiß, wie weh das tut.«

Ich erschrak. »Aber willst du denn Schluss mit mir machen?«

»Nein, natürlich nicht.« Er drehte mir den Rücken zu. »Ach, ich weiß es nicht mehr. Ich weiß nicht, was ich will.« Er umarmte mich und legte mir verzweifelt den Kopf auf die Schulter. Er stank nach Alkohol und ich strich ihm über sein schwarzes Haar. »Moïra, ich bin es nicht gewohnt, dass jemand so viel für mich empfindet. Nur meine Mutter gibt mir so viel Liebe wie du, und was habe ich denn zu bieten? Du siehst in mir einen perfekten Mann und denkst, dass wir für immer zusammen sein werden. Manchmal habe ich das Gefühl, als wären wir schon verheiratet. Das macht mir Angst. Ich fühle mich eingeschlossen, so, als wäre alles schon festgelegt.«

Ich verstand es, aber ich gab mir doch gerade so viel Mühe, ihn frei zu lassen. Ich war verwirrt. Die kalte Winterluft machte unsere Köpfe wieder klar, und seine Worte hallten durch meinen Kopf. Ich wollte nach Hause. Die Kirchturmuhr schlug schon halb fünf, und um fünf musste ich wieder in Humpolec sein. Brano hatte versprochen, ein Taxi für mich zu besorgen. Das war gar nicht so einfach, und er schien es sehr anstrengend zu finden. Wir warteten beide schweigend, jeder in düstere Gedanken versunken, und zu allem Überfluss kam *sie* auch noch angetrabt, um sich von Brano zu verabschieden. Ich sah, wie sie miteinander redeten, verstand aber nicht, was sie sagten. Zum Glück kam in dem Moment das Taxi. Brano verabschiedete sich, und ich machte noch einen verzweifelten Versuch, ihn zu küssen, auf der Suche nach Sicherheit und um vielleicht das verliebte Gefühl wieder bei uns aufleben zu lassen. Das hätte ich lieber nicht tun sollen, denn ich erniedrigte mich nur selbst damit. Er schob mich von sich und flüsterte, dass er traurige Mädchen nicht leiden könne. Die gäben nur traurige Küsse. »Aber ich bin gar nicht traurig«, sagte ich und versuchte zu lächeln. Aber er hatte Recht. Ich war sehr traurig, vielleicht sogar mehr traurig als böse. Ich fing noch einen letzten Blick von Brano auf, bevor er sich umdrehte und mit gekrümmtem Rücken und schnellen Schritten davonlief.

Tief in Gedanken versunken blickte ich aus dem Fenster. Das Fluchen des Fahrers über den holprigen Weg drang kaum bis zu mir durch. Die Ruhe und Stille nach der lauten, schmutzigen, verschwitzten Atmosphäre der Disko waren eine richtige Wohltat, als ich aus dem Taxi in den Schnee stieg. Ich setzte mich auf den Brunnen und sah hinüber zu unserem Haus. Dort drinnen war es sicher und warm. Meine Eltern würden mich an sich drücken und mich trösten, aber ich wollte allein sein und nachdenken. Was sollte ich tun? Ich war beleidigt, verletzt und unsicher, aber das Gefühl, ihn nicht verlieren zu wollen, war stärker. Ich musste mehr Stolz haben, mich mehr zusammennehmen und meiner Verliebtheit Herr werden.

Meine guten Vorsätze taten ihre Wirkung. Ich gab mich nüchtern, und zum ersten Mal hatte ich nicht das Gefühl, dass mein Ich davonfloss, sobald ich ihn sah. Er striegelte die Pferde. Ich erkannte den Blick seiner Augen wieder: So konnte er mich auch anschauen. Er schlug vor, dass wir zusammen ausreiten sollten. Ich versuchte, nicht zu begeistert zu reagieren. Das war wieder der Junge, den ich liebte, ganz anders als gestern Abend.

Gemeinsam ritten wir im Schritt durch die winterliche Landschaft und sprachen kaum über den Streit vom vorigen Abend. Er sagte nur, dass er sehr eifersüchtig gewesen sei und mich auch eifersüchtig hätte machen wollen. Irgendwie spürte ich, dass mehr dahinter steckte, und ich fühlte mich nicht wohl dabei, aber es war unser letzter Tag, und er war so lieb, so verliebt. Wir ritten um die Wette, und an der Stelle, von der man auf die weißen Berge blicken kann, hielten wir an. Er nahm mein Pferd am Zügel, legte seine Arme um mich und küsste mich. Zuerst wehrte ich mich, aber ich konnte nichts dagegen machen, seine Küsse waren zu aufregend und zu süß, als dass ich ihnen hätte widerstehen können, und ich gab nach. Die Pferde wurden unruhig. Scheck fing an zu bocken, und als ich ihn beruhigt hatte, sagte ich neckend zu Brano, dass die Pferde sich nicht so gern mochten wie wir.

Wir ritten zurück, und Brano bat, ich möchte beim Abschied kein Theater machen. Theater! Wie konnte er es wagen, das so zu nennen; empfand er denn nichts für mich? War es für ihn denn so leicht? Zuerst wollte ich heftig werden, überlegte es mir aber rechtzeitig anders. Ich wollte mich wie eine Frau benehmen, nicht wie das süße Mädchen, und ich schaffte es, kühl und mit geradem Rücken Abschied von ihm zu nehmen. Ich sah, dass Brano stolz auf mich war, aber froh war ich nicht. Denn ich kam mir vor wie ein Spielzeug, das sich herumkommandieren lässt. Immer musste ich abwarten, in welcher Stimmung er gerade war, mich anpassen, warten, bis er mich sehen wollte, küssen wollte.

Das Letzte, was er zu mir sagte, war: »Fang bitte wieder richtig an zu essen, versprichst du mir das?« Ich wollte es wohl versprechen, aber ich konnte es nicht. Begriff er denn nicht, dass ich wie ein dickes Monster zurückkommen würde, wenn ich anfinge zu essen?

Amsterdam

Anfang 1998 - vierzehn Jahre alt

Ich glaube, dass ich ein Problem habe, und ich will auch daran arbeiten: Irgendetwas geht schief mit dem Essen. Ich verstehe es nicht, ich bin dem doch gewachsen, aber es wird schlimmer und schlimmer. Jeden Tag esse ich weniger, und wenn ich mehr esse, als ich mir vorgenommen habe, hasse ich mich und empfinde mich als schwach. Ich habe sehr abgenommen, an die zehn Kilo, und wiege jetzt 54, aber ob mich das wirklich glücklich gemacht hat? Manchmal wünsche ich, ich hätte gar nicht damit angefangen. Ich kann nämlich nicht mehr aufhören.

Meine Eltern wollen, dass ich eine Therapie mache. Das möchte ich schon, aber ich habe solche Angst, dass sie mich zwingen zu essen, denn ich will nicht zunehmen. Ich habe lange mit meinen Eltern geredet. Sie machen sich große Sorgen, vor allem Mama. Papa ist etwas ruhiger und vertraut mir. Er denkt, dass alles wieder in Ordnung kommen wird. Aber wir unternehmen jetzt etwas. Als Erstes werde ich ein Gespräch mit einem Psychiater haben, der sich auf Anorexie spezialisiert hat und uns sagen wird, was wir weiter machen sollen. Ich finde es zwar etwas übertrieben, aber ich mache es, um meine Eltern zu beruhigen. Und mich selbst, denn ich merke, dass meine Kondition nachlässt. Beim Boxen muss ich mich immer häufiger an die Seite setzen, weil ich kaputt bin, und meine Menstruation macht auch Theater. Ich will zwar wieder normal essen, aber dann nehme ich zu, und das will ich nicht. Wie soll das nun werden, wenn ich ein halbes Jahr nach Prag gehe, dann muss ich doch wieder normal essen können?

Wir gingen also zu diesem Psychiater, Papa und ich. Ich war nicht besonders aufgeregt oder deprimiert. Eigentlich fand ich es sogar interessant. Beim Psychiater ging es dann auch sehr sachlich zu. Er redete nicht lange drum herum, stellte nur ein paar allgemeine Fragen. Ich antwortete und er machte sich Notizen, und ab und zu blickte er mich sehr eindringlich an. Er fragte, was mein Problem sei. Ich sagte, das Essen fiele mir schwer, ich fände es unangenehm, wolle aber gern, dass es wieder normal würde. Er stellte viele Fragen. Ziemlich unsinnige: ob ich viel rauchte, abhängig sei, mir selbst wehtäte und ob ich schon mit dem Gedanken an Selbstmord gespielt hätte. Ich war erstaunt. Wie konnte er mich so etwas fragen oder überhaupt nur daran denken? Ich war nicht krank, das sah er doch? Ich bin glücklich, und es geht mir prima. Ich habe nur ein kleines Problem mit dem Essen, aber das schaffe ich schon allein, dazu bin ich intelligent genug. Er fragte, wie ich es zu lösen gedächte. Na, indem ich mehr essen würde, natürlich. »Ich will allmählich meine Portionen vergrößern, aber ohne Zwang«, sagte ich. »Das größte Problem sind meine Eltern. Ich will sie nicht verletzen; es ist etwas, das ich selbst will und das ich mit mir selbst ausmachen muss. Es gehört mir, es ist mein Problem, das ich nicht von meinen Eltern gelöst haben will.«

Er fragte, was ich normalerweise essen würde, und ich zählte auf: »Körner, Gemüse, Fisch, viele gesunde Sachen, aber ohne Fett.« Das war zwar etwas mehr, als ich in Wirklichkeit zu mir nahm, aber ich würde wohl in Zukunft mehr essen. So würde alles schön im Gleichgewicht bleiben und mein Magen würde nicht plötzlich wieder mit Essen überladen werden. Er sagte: »Wir treffen eine Verabredung. Du wirst langsam deine Portionen vergrößern und essen, was du magst. Du bist ein starkes und intelligentes Mädchen, und ich denke, dass du es allein schaffst. Ich werde deine Mutter informieren und sie beruhigen. Im April rufst du noch einmal an und erzählst mir, ob du schon ein paar Kilo zugenommen hast.«

Siehst du, es war nichts los. Ich war erleichtert und fröhlich. Ich schüttelte ihm kräftig die Hand und las in seinen Augen, dass er volles Vertrauen zu mir hatte. Papa hatte draußen gewartet und freute sich über die gute Nachricht. Wir fanden ihn beide sympathisch. Kein langes Drumherumreden, und meiner Meinung nach hatte er den Eindruck, es sei Zeitverschwendung mit mir gewesen. Er hatte mit so vielen Mädchen zu tun, mit denen es schlechter aussah. Es wurde eine fröhliche Rückfahrt.

Nur Mama reagierte weniger froh und ein bisschen zurückhaltend. Sie war nicht überzeugt von seiner Diagnose, die er ihr telefonisch mitgeteilt hatte. »Ihre Tochter hat keine Anorexie. Sie ist ein normales Mädchen in der Pubertät, nicht mehr und nicht weniger, mit denselben Gefühlsschwankungen wie jede andere, und Sie dürfen sich auf keinen Fall in ihre Essgewohnheiten einmischen. Sie schafft es selbst sehr gut.«

Weniger sympathisch fand ich die Freundin meiner Patentante, eine Therapeutin, die früher selbst an Anorexie gelitten hatte. Auch mit ihr sollte ich ein Gespräch haben. Aber ich hatte das Gefühl, dass nicht einmal sie mich verstand. Sie sagte, dass ich zwei Kilo zunehmen müsse, wenn ich wolle, dass meine Menstruation wieder einsetzt. Aber zunehmen, das war das Letzte, was ich wollte. Sie erzählte, wie sie monatelang am Rande des Todes geschwebt hatte. Irgendwann konnte sie nur noch im Bett liegen, kaum dazu fähig, sich umzudrehen und etwas Milch zu trinken, die neben ihr auf dem Nachtschränkchen stand. Ich fragte sie, was sie damals gegessen hätte. »Ich aß anormal wenig«, sagte sie, »ich schnitt die dünnsten Scheiben Brot und biss nur ein paarmal davon ab, bis ich meinen Magen nicht mehr knurren hörte. Der Arzt sagte, ich würde sterben, wenn ich nicht essen würde. Also stopfte ich mich zwei Tage, bevor ich zu ihm ging, voll.«

Ich fragte sie, wie viel sie damals gewogen hätte. Es waren 35 Kilo. Und dann behauptet sie, ich mit meinen 54 Kilo hätte Anorexie!

Sie bat mich, etwas mehr über mich zu erzählen. Das tat ich dann auch. Ich erzählte von unserer Familie, von Humpolec, meiner Schule und meinen Hobbys. Ich erzählte, wie glücklich ich sei. Sie fragte mich, ob ich oft an das Essen dächte und ob es mein Leben beherrsche. Ich antwortete, dass ich nicht oft daran dächte, dass ich viel zu viel zu tun hätte. Wir haben lange miteinander gesprochen und ich war ganz gelassen nach dem Gespräch. Sie sagte, dass das, was ich täte, kein Spiel sei und dass ich zunehmen müsse, wenn ich meine Menstruation wieder bekommen wolle.

Als ich im Auto saß, beschlich mich plötzlich Angst: Ich esse zu viel, viel zu viel. Wenn sie nur von Milch leben konnte … Ich werde die nächsten Tage weniger essen, viel Kaffee trinken, dann hat man weniger Hunger. Ich kaute auf einem Kaugummi herum und fühlte mich elend, einsam und dumm. Als Papa mich fragte, was los sei, zuckte ich mit den Schultern und sagte, dass es doch nicht so leicht sei, das alles, durch das ich jetzt hindurchmusste.

Humpolec

Winterferien 1998 - vierzehn Jahre alt

Ich merke, dass ich mich sehr verändert habe, sowohl äußerlich als auch innerlich. Ich habe elf Kilo runtergekriegt, und aus der fülligen Moïra ist eine schlanke, wahrscheinlich etwas zu magere Moïra geworden. Unsere Nachbarin hatte mich eine Zeit lang nicht gesehen. Sie blickte Papa vielsagend an und meinte: »Wow, hat die abgenommen; wie schön schlank sie aussieht.« Worauf ich sah, wie Papas Gesicht sich verdüsterte, und er sagte: »Ich finde sie schrecklich mager und nicht mehr schlank.« Ich hatte es schwer mit Papa, aber ich fühlte mich wohl, wie ich mich immer hatte fühlen wollen. Irgendwie bin ich stolz auf mich: von 64 Kilo auf 53 Kilo, und ich passe bequem in Jeans Größe 26.

Ich bin selbstbewusster als früher. Ich brauche nicht mehr abzunehmen. Jetzt bin ich zufrieden. Das Problem ist nur, dass ich weiterhin abnehme. Ich versuche zwar immer, etwas mehr zu essen, aber das ist schwierig, weil ich so streng mit mir selbst gewesen bin. Ich fühle mich furchtbar, wenn ich zu viel esse. Es ist eine Kehrtwende in meinem Kopf, die ich nicht zustande bringe: von wenig essen hin zu mehr essen, vom Abnehmen zum Zunehmen, oder zumindest nicht noch mehr abnehmen und das Gewicht halten. Ich esse noch immer alles ohne Fett, so gesund wie möglich, so dass ich ein sicheres Gefühl in meinem Körper habe. Sobald ich weiß, dass etwas ungesund ist, etwas, wovon ich vielleicht zunehmen könnte, ist es mir unheimlich und es bleibt mir in der Kehle stecken.

Das letzte Mal, als ich im Restaurant gegessen hatte, war die reinste Katastrophe. Um Papa einen Gefallen zu tun, hatte ich zur Abwechslung Fleisch bestellt statt Fisch. Ich hatte deutlich zum Ober gesagt, dass ich mein Hähnchen gegrillt haben wollte, also ohne Fett. Und was brachte er mir? Ein Brathähnchen. Ich war wütend. War er etwa taub? Wollte er ein Monster aus mir machen? Am liebsten hätte ich meinen Teller zurückgeschickt, aber Papas Blick warnte mich, dass ich das lieber nicht tun sollte. Ich warf dem Ober noch einen vernichtenden Blick zu und konnte es nicht lassen zu sagen, dass dies nicht das war, was ich bestellt hatte. Die anderen hatten schrecklich große Teller mit Schnitzel und Pommes. Ich schaute voller Abscheu darauf. In ihren Mündern verschwand das Essen mühelos. Ich bekam Respekt, wie schafften sie das? Zuerst aß ich meinen Salat, danach fing ich vorsichtig mit dem Hähnchen an. Ich stach in mein erstes Stückchen, nachdem ich es so klein wie möglich geschnitten hatte, um es nur ja nicht schmecken zu müssen. Aber ich kriegte es einfach nicht in den Mund, das ganze Fett. Also beschloss ich, es mit meiner Serviette abzutupfen. Ich spürte, wie alle mich ansahen, und fühlte mich entsetzlich dumm. Ich konnte nichts daran ändern, aber Tränen tropften auf meinen Teller, als ich einen Bissen nahm, und schließlich flüchtete ich auf die Toilette. Ich versuchte mich selbst zu beruhigen und nahm meinen ganzen Mut zusammen, um zurückzugehen. Schließlich habe ich drei Stückchen heruntergebracht. Den ganzen weiteren Abend fühlte ich mich schmutzig.

Die Waage zeigt immer weniger an. Papa und Mama verlangen, dass ich mich jeden Morgen wiege – ein Kampf mit mir selbst. Ich habe eine Heidenangst davor, dass ich zu wenig wiege und meine Eltern enttäusche. Sie tun alles, um mich zu verstehen, mir zu helfen. Ich finde es wirklich dumm von mir. Das Leben wäre so viel angenehmer, wenn ich normal essen würde, aber ich kann es einfach nicht; das andere ist stärker als mein gesunder Menschenverstand.

Und dann ist da noch ein völlig anderes Gefühl. Wenn ich auf der Waage stehe und diese zeigt weniger an, dann bin ich eigentlich erleichtert, weil ich mir dann selbst erlaube zu essen. Dann ist es eine Notwendigkeit und keine Weichlichkeit oder Genusssucht. Das Essen hat sich allmählich in mein Leben hineingeschlichen und ist von einer Nebensache zur Hauptsache geworden. Es beherrscht jetzt mein Leben. Ich hasse es. Ich werde in zwei Teile zerrissen: Die eine Hälfte fühlt sich schuldig, wenn ich zu wenig esse, wenn ich heimlich etwas von meinem Teller in den Mülleimer werfe und zu meinen Eltern sage, dass ich alles aufgegessen habe. Ja, ich bin schlau geworden, man kann mir nicht mehr trauen, und ich denke mir immer neue Dinge aus, um doch noch abzunehmen: Leinsamen und Wasser, sehr viel Wasser. Ich kippe mich morgens voll, bevor ich auf die Waage muss, so dass sie mehr anzeigt. Meine andere Hälfte sieht das alles und will sich ehrlich und aufrichtig ändern, ist aber zu schwach; das andere überwiegt. Ich werde verrückt davon und fühle mich so unverstanden.

Kein Maß, nirgendwo, alles schlug ins Extrem um. Leinsamen – die in kleinen Mengen manchmal im Brot enthalten sind, um die Verdauung anzuregen – aß ich löffelweise. Irgendwann wagte ich nicht mehr zu essen, ohne dass Leinsamen darüber gestreut waren. Oft aß ich mehr Leinsamen als andere Nahrung.

Wenn ich nun sagen sollte, was für mich das Widerlichste auf Erden ist, so sind es die Übelkeit erregenden Leinsamen. Die harten Samen, die man fein mahlt zu einer faden Substanz, die wie ein Klacks Leim langsam durch deine Kehle rutscht und sich klebrig einen Weg zu deinem Magen bahnt, wo sie wie ein Betonklotz zum Stillstand kommt, ihre Arbeit tut und deine Magensäfte in Aufruhr bringt. Aber bei mir gab es nichts mehr zu verarbeiten oder herauszubefördern.

Mein Gewicht nahm unaufhaltsam und gleichmäßig ab, ein Kilo oder mehr pro Woche. Bei 55 Kilo hörte meine Menstruation auf. Wie war das möglich? Ich sah doch noch prima aus? Aber mein Körper gab sein erstes Zeichen von Protest. Ich war in dem Abnahmegalopp gelandet, der nicht mehr zu bremsen war. Wenn man einmal unterhalb einer bestimmten Gewichtsgrenze angekommen ist, geht es immer weiter; dann ist es sehr schwer, das Abnehmen zu stoppen.

Ich schminke mich nicht mehr und nehme es überhaupt mit meinem Äußeren nicht so genau. Aber weshalb kann ich diesen Zwang, diese Kontrolle über das Essen nicht loslassen?

Mit Brano und mir geht es ganz offenkundig schlecht, und ich habe nicht einmal die Möglichkeit, richtig gegen ihn anzugehen. Ich bin wütend, will ihn verletzen, beleidigen, genau das, was er mir antut. Der einzige Unterschied ist, dass er es schweigend macht, wortlos: Er hat sich nicht sehen lassen. Ich denke, dass es seine Art ist, mir zu sagen, dass es vorbei ist. Wie viel ich auch für ihn empfinde, ich weigere mich, so behandelt zu werden. Es ist einfach unmöglich; unsere Kulturen sind zu verschieden. Zu Beginn war das spannend. Ich bin mir sicher, dass er viel für mich empfindet, aber es wird ihm offenbar zu viel, ich bin eine zu schwere Last für ihn geworden. Das Dumme ist, dass es von seiner Seite aus alles so verständlich ist und ich mir eigentlich keinen Grund ausdenken kann, ihn zu hassen, ihm böse zu sein. Mal abgesehen von der Art, wie er das Ganze abwickelt. Feigling. Schwächling. Es ist ihm offenbar alles zu kompliziert. Und daher lässt er mich allein mit so vielen Fragen, auf die ich nie eine Antwort bekommen werde. Wie verletzt ich auch sein mag, ich werde dies ganz kühl und stark, mit nicht allzu vielen Emotionen zu Ende bringen. Papa hilft mir bei einem Brief.

Lieber Brano,
ich kann so nicht weitermachen. Ich kann nicht akzeptieren, wie Du mit mir umgehst und was Du mit mir machst. Ich habe alles gegeben und sehe jetzt, dass ich sehr verliebt und kindisch gewesen sein muss, an uns zu glauben. Wir sind zu verschieden, Brano. In den Niederlanden geht man anders miteinander um. Ich kenne diese Art, wie Du sie hast, nicht. Ich habe versucht, Dich zu verstehen, wirklich, ich habe alles dafür getan. Liebe kennt keine Gesetze oder Regeln, außer dieser einen: Es muss von beiden Seiten kommen.

Ich hätte das alles gern anders gemacht, aber die Möglichkeit dazu habe ich nicht, wenn Du nicht kommst. Es muss also in dieser Form geschehen.

Brano, es ist aus zwischen uns. Ich weiß nicht, was sich in Deinem Kopf abspielt, was Du denkst oder fühlst, und ich werde auch nicht versuchen, es herauszubekommen. Für mich ist die Sache klar, und das ist genug.
Alles Gute, auch für alle anderen.
Liebe Grüße, Moïra

Keine Worte können die Leere ausdrücken, die ich empfinde. Ich bin einsam, verletzt, fühle mich unverstanden und einfach sehr elend und dumm. Es tut weh, und wie verletzt ich auch bin, ich kann ihm nicht böse sein. Er wird immer einen Platz in meinem Herzen haben. Im Augenblick besitzt er es völlig. Ich stecke voller Fragen und habe nicht einmal die Möglichkeit bekommen, sie zu stellen, ihn zu sehen oder Abschied von ihm zu nehmen.

Die Gefühle sind eingeschlossen in mir und ersticken mich. Ich kann nicht weinen oder schreien. Ich kann nichts tun, außer beängstigend klug und ruhig zu sein, so als hätte ich kein Gefühl. Überall, wohin ich komme, sind Erinnerungen, und ich bringe alles mit ihm in Verbindung. Er ist überall. Im Stall bei Scheck, in der ganzen Umgebung, überall entdecke ich die Erinnerungen an unsere Liebe. Sie verfolgen mich wie ein dunkler Schatten. Am liebsten würde ich meinen Schmerz herausschreien, aber ich kann es nicht. Stattdessen donnere ich über die Wiesen und sporne Scheck noch zusätzlich an.

Brano war wichtig für mich, jedoch nicht als der Mensch, der er war, denn den habe ich nie richtig kennen gelernt, sondern dadurch, dass er da war und mich etwas fühlen ließ. Er fragte mich, ob er die Ursache oder eine der Ursachen für meine Anorexie sei. Aber ich war schon krank, als wir uns ineinander verliebt hatten. Die Gefühle, die ich beschrieben habe, hatten daher eigentlich auch nichts mit ihm zu tun: Er war vielleicht der Anlass, aber nicht die Ursache. Diese Gefühle entstanden, weil wieder mal ein Luftballon durchstochen worden war. Mein tschechischer Prinz auf dem weißen Pferd war nicht eine so schöne Märchengestalt, wie ich gedacht hatte.

Gestern sind wir in Prag gewesen, um uns ein Gymnasium für die Zeit nach den Sommerferien anzusehen. Ich werde bei einer Bekannten von Papa wohnen. Nach Papas Meinung kocht sie sehr gesund, jedenfalls keine fetten Nudeln und kein Fleisch.

Die Schule selbst liegt am anderen Ende von Prag, außerhalb des Zentrums, in einer etwas armen Gegend mit großen, alten, ziemlich heruntergekommenen Gebäuden und verwilderten Gärten. Am Eingang stand eine Gruppe Jungen. Ganz anders als in den Niederlanden beschäftigten sie sich mit einem Buch und besprachen den Inhalt. Ich betrachtete sie. Sie trugen Slipper, ganz normale Hosen und uninteressante T-Shirts. Keine Markenkleidung. Und als ich an ihnen vorbeiging, beachteten sie mich nicht. Sie waren ganz in das Buch vertieft. Ich schaute Paps fragend an und wunderte mich, in was für einer Welt ich hier gelandet war.

Die Mädchen waren ungefähr in meinem Alter, schätzte ich, sahen aber jünger aus. Sie schienen mich nett zu finden und ich fühlte mich sofort wohl. Sie waren ganz normal, protzten nicht mit neuen Kleidern herum, sondern waren ehrgeizig. Sie gingen wirklich zur Schule, um zu lernen, und konkurrierten nicht dauernd miteinander. Ich fragte mich, ob ich nicht zu sehr auffallen würde mit meinen kurzen Röcken und den Tops. Aber sollte ich mich denn auch so langweilig anziehen? Ich fühlte mich wohl in meinen Sachen. Na ja, wir würden sehen, so weit war es ja noch lange nicht.

Sie redeten auf eine ruhige Art und in leisem Ton miteinander. So war die ganze Atmosphäre, ruhig und freundlich. Auch der Direktor der Schule, mit dem Paps und ich ein Gespräch hatten, war offen und freundlich. Ich war schon fast davon überzeugt, dass ich auf diese Schule gehen wollte, aber eines bereitete mir noch großen Kummer: das Essen. Ich nahm an, dass sie hier in der Schule mittags warm essen würden, und das wollte ich nicht. Man konnte nie wissen, was man vorgesetzt bekam. Das ganze Fett – ich würde hier innerhalb eines Monats auseinandergehen und mich in ein dickes Monster verwandeln. Ich sagte also, was ich auf dem Herzen hatte, und meine Ahnung stimmte, es wurde wirklich in der Mittagspause warm gegessen. Paps sah die Panik in meinen Augen und stand mir bei. Er sagte, ich äße sehr gesund, worauf der Schulleiter freundlich antwortete, es würde auch vegetarisch gekocht. Ich war noch nicht zufrieden, denn in vegetarischem Essen stecken oft noch mehr Kalorien. Ich erzählte, dass in den Niederlanden jeder sein eigenes Essen mit zur Schule brächte. Und auch dies war in seinen Augen kein Problem. Das Essen sei keine Pflicht, und viele Schüler ließen es auch ausfallen. Perfekt, dies war die richtige Schule, und Paps war meiner Meinung.

Amsterdam

Frühjahr 1998 - vierzehn Jahre alt

4. März

Ich beginne eine neue Phase meines Daseins: Heute habe ich beschlossen, mein Essproblem völlig loszulassen und gegen den Zwang in meinem Kopf anzukämpfen. Du, liebes Tagebuch, bist Zeuge meines mutigen Entschlusses.

Ich bin stolz auf mich und hoffe hiermit, das Elend des Nichtessens für immer hinter mir zu lassen. Ich weiß, dass es nicht leicht sein wird, aber mein Entschluss ist gefasst, und ich weiß, dass ich es kann.

Komischerweise habe ich nicht einmal richtigen Liebeskummer. Ich vermisse Brano nicht wirklich, weil er kein Teil meines täglichen Lebens war. Es war ein Traum, eine Illusion, die ihren Schatten über die Realität warf.

Ich aß zwei dünne Scheiben Schwarzbrot mit Feta und Gurke. Danach fühlte ich mich satt und voll und erklärte mich für geheilt, weil ich etwas gegessen hatte, das von meinen Essregeln, die sich noch immer nach Montignac richteten, abwich.

19. März

Ich bin den zweiten Tag in der Schule gewesen; ganz schön ermüdend. Es geht mir zwar besser, aber ich bin noch sehr schwach. Alles kostet Energie und Mühe. Ich habe Hustenanfälle, deshalb mache ich beim Sport noch nicht mit. Ich habe allerdings große Lust dazu und zappele unruhig auf meinem Stuhl herum. Sobald ich mich etwas besser fühle, gehe ich dagegen an, um die Tage, die ich versäumt habe, wieder nachzuholen. Aber jetzt ist erst mal genug über meine Gesundheit berichtet worden, sonst komme ich mir wie ein altes Weib vor, das über nichts anderes reden kann.

In der Schule ist es wie immer sehr nett mit den Mädchen, aber ihr besorgtes Getue macht mich verrückt, und ich merke, dass über mich getratscht wird. »Meine Güte, hat die abgenommen. Die hat bestimmt Anorexie.« Ich habe eine Grippe gehabt, und das hat meinem Gewicht auch nicht gut getan. Ich wiege jetzt 49,5 Kilo. Natürlich sind die meisten lieb und wirklich besorgt. Trotzdem habe ich keine Lust, mich mit aller Welt darüber zu unterhalten. Dies ist etwas, womit ich allein zurechtkommen will; sie verstehen es ja doch nicht.

Mein Pragaufenthalt rückt immer näher. Zuerst war das Ganze noch sehr weit entfernt und ich konnte alles wunderbar idealisieren, aber jetzt wird es immer realer und belastet mich ziemlich. Irgendwie freue ich mich auch darauf: weg aus den Niederlanden, eine echte Herausforderung, aus der man lernen kann, noch eine Erfahrung mehr. Aber was für eine Erfahrung? Eine positive oder negative? Und werde ich mich nicht einsam fühlen? Ich habe Angst vor dem, was kommt, denn es ist wirklich ein ganz anderes Leben. Ich denke, dass ich zu mir selbst finden werde. Ich kann jetzt zwar behaupten, dass ich mehr Tiefe suche und dass ich die Mädchen in meiner Klasse oberflächlich finde, aber ich frage mich doch, was passiert, wenn ich das alles nicht mehr habe, modische Klamotten, abends ausgehen, Diskotheken, ob ich das nicht sehr vermissen werde.

Vielleicht sind das doch die Dinge, die mir meine Sicherheit geben. Prag ist wirklich eine ganz andere Welt. Die Jugendlichen dort gehen anders miteinander um. Ich werde mich sehr daran gewöhnen müssen, und das bedeutet: noch einmal von vorn anfangen, alles ganz neu aufbauen. Ich habe hier in den Niederlanden bestimmt kein schlechtes

Leben, aber mein Drang nach etwas ganz anderem, nach Abenteuer und neuen Erfahrungen ist so groß. Trotzdem begreife ich, dass ich nicht mehr als jetzt bekommen werde; es geht mehr darum, wie ich die Dinge erlebe. Ich meine, was kann ich noch mehr verlangen? Es gibt immer etwas, worauf ich mich freuen kann. Ich habe viel, und das begreife ich auch. Aber das bedeutet nicht, dass ich auch immer glücklich bin. Wenn ich unglücklich bin, liegt das meistens an mir. Trotzdem lasse ich den Kopf nicht hängen. Ein Missgeschick ist für mich ein Ansporn, umso härter zu kämpfen. Aber wenn ich für ein halbes Jahr nach Prag gehe, kann ich nicht vor mir selbst flüchten. Alles wird anders aussehen, aber ich bleibe dieselbe. Ich glaube, es wird Zeit, das jetzt einmal zu akzeptieren, sonst bleibe ich immer unruhig und unzufrieden. Ich bekomme die Chance, viel zu erleben, und davon werde ich vielleicht weiser, aber nicht anders.

20. März

Ich liege im Bett, zittere am ganzen Körper und danke Gott, dass ich noch lebe. Ich war ganz ausgelassen und fröhlich und wollte zufrieden davon schreiben, dass ich in der Sportschule gefragt worden bin, ob ich als Fotomodell arbeiten wolle. Aber meine gute Stimmung schmolz wie Schnee in der Sonne und schlug in Panik um, als ich in mein Zimmer kam und eine Kerze auf meine Gardine fiel. Ich sah, was da passierte, und konnte nichts dagegen unternehmen. Die Gardine stand sofort in Flammen. Ich fing an, das Feuer auszuschlagen, aber ohne jeden Erfolg. Die Flammen loderten, und es wurden immer mehr. Ich schrie nach unten: »Feuer, Feuer!« Zum Glück waren Papa, Mama und Jord zu Hause. Sie zogen die Gardine herunter und löschten sie mit Decken und nassen Handtüchern aus dem Badezimmer. Unglaublich, wie in höchstens zwanzig Sekunden ein solcher Trümmerhaufen entstehen kann. Die Gardinen verbrannt, die Scheiben gesprungen, das Parkett voller Brandflecken, die Zimmerdecke abgeblättert, überall Ruß. Ich war wie am Boden festgenagelt und konnte nichts tun, nur zusehen, wie mein Zimmer in Flammen aufging und meine schönen Sachen vernichtet wurden. Zum Glück ist es gut ausgegangen und der Brand war schnell unter Kontrolle.

23. März

Es ist, als würden die dunklen Monate von einem leichten und zarten Frühlingshauch fortgeblasen, der so viel Erneuerung und Aufregung mit sich bringt. Vielleicht kommt es wirklich vom Frühling, wahrscheinlich aber vor allem durch die vielen neuen Dinge, die mich erwarten. Wie ich schon geschrieben habe, hat man mir angeboten, als Fotomodell zu arbeiten, und es scheint nun Ernst damit zu werden. Morgen kommt die Managerin der Agentur, um meine Eltern einen Vertrag unterschreiben zu lassen. Es ist alles so unwirklich, ein Mädchentraum. Reisen und berühmt werden. Ich muss aufpassen, dass es mir nicht zu Kopfe steigt. Ich weiß, dass das alles sehr oberflächlich ist und dass es dabei nur ums Äußere geht. Trotzdem habe ich keinen Moment gezögert, als es mir angeboten wurde, obwohl ich eigentlich nichts von der Welt der Models weiß. Mama erzählte, dass sie früher auch Model war und dass es eine sehr praktische Art ist, Geld zu verdienen. »Wenn sie dich wollen, hast du Glück, aber lauf ihnen nie nach. Sieh zu, dass du das richtige Maß behältst«, warnte sie.

Ich habe mit meinen Eltern verabredet, dass ich fünf Kilo zunehme.

Noch etwas Aufregendes: Meine Mutter hat mich eingeladen, für zehn Tage mit ihr auf die Kanaren zu reisen, als Geburtstagsgeschenk und um mich zu erholen. Lieb, was?

24. März

Meine Stimmungen sind genauso instabil wie mein Gewicht. Ich nehme einfach nicht zu, ich wiege immer noch 49 Kilo. Das macht mir Angst, ich esse so viel, wenn ich es mit dem vor einem Monat vergleiche. Ich kann noch mehr essen, das weiß ich, aber es ist doch jetzt schon so viel. Es macht mich so müde, warum kann ich nicht einfach auf 56 Kilo kommen und meine Tage wieder kriegen?

Ich habe jetzt wirklich Angst, weil ich zu wenig wiege. Für die Modelagentur muss ich auch zunehmen, und Mama hat zur Bedingung gemacht, dass ich auf 52 Kilo komme, sonst klappt es nicht mit den Ferien. Essen, essen, essen, ich hasse es.

Also, okay, dies waren meine Down-Gedanken. Manchmal muss ich dich einfach dafür benutzen, mein Herz zu erleichtern, aber nun die Sonnenseite des Lebens.

Ich habe Muskelschmerzen vom Sport, aber ich habe gerade so richtig herrlich auf der Sonnenbank gelegen und fühle mich jetzt schön rosig. Heute Morgen kam Carola, die Managerin der Modelagentur, eine sehr nette Frau. Sie war ganz begeistert von mir und gar nicht so kalt und reserviert, wie ich sie mir vorgestellt hatte. Sie ist jung und voller Begeisterung und neuer Ideen. Sie hat mir alles von meinem ersten Auftrag erzählt; es geht um Werbefotos für Sportkleidung. Es scheint ein großer Auftrag zu sein, mit einem bekannten Fotografen. Es machen noch viele andere Leute mit. Die Fotos werden in der ganzen Stadt hängen, an Bushaltestellen, Litfaßsäulen, Bahnhöfen und so weiter. Sie sagte, ich solle ein Konto eröffnen, denn bei diesem Auftrag würde man sehr viel verdienen. In fünf Tagen fangen wir an, sehr spannend.

Als ich es in der Schule erzählte, waren die Meinungen geteilt. Sie sagten alle, dass sie es toll fänden. Einige, wie Sharon und Roos, meinten es ehrlich. Sharon ist immer schnell begeistert von allem. Aber bei den meisten spürte ich doch ein bisschen Eifersucht heraus.

Bei mir geht es wirklich rund. Ich habe sehr viel zu tun, und meiner Meinung nach steckt den Lehrern auch der Frühling in den Knochen, denn sie geben uns mit strahlendem Lächeln eine Arbeit nach der anderen. Demnächst ist auch der Vorspielabend von der Geigenstunde, Hilfe. Na ja, so schlimm ist das eigentlich alles nicht, du. Ich mag es, wenn viel zu tun ist, und fühle mich am wohlsten, wenn mein Kalender gestopft voll ist und ich ein bisschen gestresst bin.

In der Schule begannen sie sich Sorgen zu machen, und Lehrer und Schüler kamen auf mich zu, um mit mir zu reden, aber ich wimmelte alle ab mit meinen weisen Worten. Nur unsere Klassenlehrerin zog ich ins Vertrauen. Ich überzeugte sie davon, dass ich es allein schaffen würde und keine Hilfe nötig hatte. Meiner Meinung nach glaubte sie mir, und wenn ich einen guten Tag hatte, aß ich direkt vor ihrer Nase ein Schnittchen Schwarzbrot mit Salat, um zu zeigen, dass ich meine Krankheit überwunden hatte.

Ich begann, den Menschen aus dem Weg zu gehen, sogar meinen Freundinnen, und machte alles wenn irgend möglich allein. Ich kannte keine normale Kommunikation mehr, konnte nicht mehr zuhören. Ich wurde ungeduldig, wenn jemand ein Gespräch mit mir anknüpfte; ich konnte dann nur daran denken, was ich alles noch zu tun hatte und wie viel Zeit dieses ›uninteressante‹ Gespräch kostete. Ich gönnte mir selbst keine Minute Zeit, nicht zum Nachdenken, geschweige denn zum Essen. Den ganzen Tag ›vergaß‹ ich zu essen, schob es so lange wie möglich hinaus. Und dann geriet ich abends in Panik. »Mist, ich muss zunehmen, den ganzen Tag habe ich nichts gegessen, und jetzt muss ich alles nachholen.« Dann stopfte ich mich voll. Mit viel Mühe, aber ausgehungert, fiel ich darüber her. Aber ich aß nicht alles, was mir in die Finger kam, ich war wählerisch. Nur das Allergesündeste erlaubte ich mir zu essen: Müsliriegel, Obst, Joghurt, getrocknetes Obst. Alles schnell mit ein paar Schluck Wasser hinunterspülen, um so wenig wie möglich mitzubekommen, dass ich es tat, das Verbotene, essen. Dann stellte ich mich auf die Waage; ängstlich und verzweifelt nahm ich zur Kenntnis, dass sie ein halbes Kilo mehr anzeigte. Erschöpft und aufgequollen legte ich mich ins Bett. »Nicht fühlen, Mo, schnell weg, schnell schlafen, oh, dieser dicke Bauch, wie soll ich nur liegen?« Ich zog mir die Decke über den Kopf und wollte so gern einschlafen, diese schreckliche, unbeherrschte Tat vergessen. Wegsacken, einfach nicht sein. Zum ersten Mal in meinem Leben hatte ich keine Angst einzuschlafen, wollte ich sogar schlafen, es machte mich ruhig, ich fühlte mich sicher in der Traumwelt dunkler, weicher Federn.

Wenn ich jetzt noch gelegentlich unsicher bin wegen meines Gewichts, so ist das immer abends. Als ich wieder gesund war, bin ich noch lange schlafgewandelt, habe in Panik Küchenschränke aufgemacht und Müsli gegessen. Morgens wachte ich dann auf mit Krümeln im Bett und konnte mir nicht erklären, woher sie kamen. Diese Angst, zunehmen zu müssen, die Einsamkeit und mein Unvermögen saßen sehr tief, und es hat lange gedauert, bis ich wieder ohne Furcht, dass ich in der Nacht essen würde, einschlafen konnte.

2. April

Um dich kurz auf dem Laufenden zu halten wegen meiner Model-Karriere: Nun, ich weiß jedenfalls, dass es eine Welt voller Konkurrenz ist. Ich sollte heute anfangen. Es wurde aber nichts daraus und alles ist auf nächste Woche verschoben, weil Carolas Auftrag von ihrem Manager übernommen worden ist. Sie reden sich nicht mehr mit dem Vornamen an. Als Model geht einen das nichts an, jedenfalls kam ich umsonst ins Studio.

Letztlich ist aus dem ganzen Auftrag nichts geworden, und wie sehr ich auch herausposaunte, was für eine entsetzliche Welt das sei, hatte ich doch das Gefühl, dass die meine zusammenstürzte. Ich hatte mich schrecklich darauf gefreut, nur noch dafür gelebt und konnte diese Enttäuschung nicht verkraften. Ich entschied, dass mir der ganze Geburtstag verdorben war. Jeder musste Mitleid mit mir haben und ich nahm überhaupt keine Rücksicht auf meine Mutter, die mich überall hinfuhr, auch wenn es sie den ganzen Tag kostete. Mir war erbärmlich zumute, und da gab es nichts zu diskutieren. In der Schule erzählte ich großartige Geschichten und tat, als mache mir das Ganze nichts aus. Aber in Wirklichkeit …

9. April

Ich kann es doch nicht lassen, dich kurz durchzublättern und zu lesen, wie es mir vor einer Woche ging, denn das ist wirklich nicht zu vergleichen. Ich habe jetzt tausendmal mehr Energie und unternehme viele schöne Dinge. Ich stürme von einem zum Nächsten und esse gut, eigentlich alles. Und ganz langsam nehme ich zu. Die Waage zeigt es noch nicht an, aber körperlich merke ich es. Ich bin viel stärker und alles und jeder ermutigt mich, so weiterzumachen.

La Gomera

April 1998 - fünfzehn Jahre alt

Hier bin ich also, weit weg von all meinen Sorgen und umgeben vom Atlantischen Ozean, der mit hohen Wellen und rollenden Schaumkronen gegen die schwarzen Klippen schlägt. Es ist hinreißend, und man könnte stundenlang aufs Meer schauen, während die Sonne einem auf die Haut knallt und die warmen Steine gegen die verbrannte Haut drücken. Die Heftigkeit der Wellen ist atemberaubend.

Vorgestern kamen wir per Schiff an und wurden von den Delphinen begrüßt. Sie schwammen und sprangen vor dem Bug unseres Schiffes her. Wir sind hier in Valle Gran Rey, einem Dörfchen an der Küste, umgeben von hohen Bergen, schwarzen, unbesteigbaren Felsen, Höhlen, Vulkanen, Felswänden mit orangeroten Steinschichten, aber auch grünen Tälern, Schilf, Zitronen-, Papaya- und Avocadoplantagen. Es gibt Plateaus voller Obstbäume und Blumen und Bäche, die von den Bergen zum Meer plätschern.

Die Natur, die Düfte, die Wärme, ich fühlte alles so intensiv. Ich befand mich in einem tiefen, herrlichen Rauschzustand. Ich konnte das ergreifen, wonach ich mich so lange gesehnt hatte, was weiter reichte als das Körperliche, das mir immer im Weg war. La Gomera, Erinnerung an heiße, brennende Steine an meinem Rücken, Wind auf meiner Haut, Sand, der sich zwischen meinen Zehen rieb, im Sinnlichen wurde ich hochempfindlich.

Die Natur wurde meine Wirklichkeit, die Vollkommenheit, die Harmonie, ich war in Trance. Die fließenden Formen von Steinen, ich wollte es auf dem Papier festhalten, es malen, zeichnen. Mein Bewusstsein von mir selbst wurde verschleiert durch die intensiven Eindrücke meiner Sinne. Wieder in den Niederlanden, waren die Gebäude auf einmal so unglaublich hässlich gerade und grau; verzweifelt suchten meine Augen etwas Schönes, um mich daran festzuhalten, aber ich sah nichts anderes als gerade Linien. Oder ich hörte hastige Schritte von Menschen, die sich wie ein großes Monster mit seinen Klauen aus klappernden und einander zu immer schnelleren Rhythmen aufpeitschenden Absätzen über den schwarzen Asphalt von Amsterdam fortzubewegen schienen.

Es ist sehr nett, zusammen mit meiner Mutter Ferien zu machen, sehr abenteuerlich, sich schön verrückt aufzuführen, und niemand betrachtet uns als Mutter und Tochter; wir wirken wie Freundinnen. Morgens früh aufstehen, kurz ins Schwimmbad gehen und dann ein frisches Frühstück im Laden gegenüber von unserem Apartment kaufen. Dann die Küste entlangjoggen, Bauchmuskelübungen machen und hören, wie man uns nachpfeift. Spazieren gehen, Ausflüge mit dem Auto auf Schlängelpfaden mit Haarnadelkurven und an tiefen Schluchten entlang. Und wir fühlen uns wie etwas ganz Besonderes, zwei Frauen ganz allein. Am Tag sonnen und abends einen spanischen Kognak trinken in dem Restaurant unseres irakischen Freundes.

Es klingt alles sehr schön und harmonisch, aber was ich aufzuschreiben vergaß, waren unsere dauernden Streitereien wegen des Essens. Wie ich es geschafft habe, weiß ich noch immer nicht, aber als ich auf die Kanaren fuhr, wog ich tatsächlich 52 Kilo, auch wenn es nicht lange anhielt.

Ich war mir gar nicht mehr richtig darüber im Klaren, wie ich aussah, obwohl ich mich unaufhörlich damit beschäftigte. Ich verglich mich dauernd mit meiner Mutter. Wenn wir zusammen am Strand lagen, schaute ich nicht auf das schö-

ne Meer, sondern auf Mamas Beine, wie schön dünn die waren, und dann auf meine dünnen Stöcke, die aber in meinen Augen sehr dick waren. Ich wollte sein wie sie.

Wenn ich durchs Dorf ging, betrachtete ich nicht die schönen Häuser, sondern die Mädchen, die vorbeikamen, und verglich mich immer mit ihnen. Wenn sie dünner waren, fühlte ich mich elend, aber dann wurde mir klar, dass sie weniger gut aussahen als ich, und der Tag war gerettet. Ich blickte in jeden Spiegel, den ich zu sehen bekam. Wenn ich ein Modegeschäft mit einem guten Spiegel entdeckte, ging ich so oft wie möglich dorthin, um mich vor dem Spiegel zu drehen und Stellen an meinen Körper ausfindig zu machen, die dünner werden mussten. Ich hielt immer die Luft an und setzte mich so hin, dass meine ›dicken‹ Oberschenkel nicht zu sehen waren.

Ich begann meine Essensportionen wieder drastisch zu verkleinern. Morgens aß ich ein paar Esslöffel Magerjoghurt oder Quark und eine halbe Apfelsine. Ich hatte geradezu eine Angst davor entwickelt, meinen Teller leer zu essen. Ich musste immer etwas wegwerfen, am liebsten mehr, als ich gegessen hatte. Ich sorgte immer dafür, dass ich allein frühstückte. Zu Mama sagte ich, ich hätte den Quark, den sie für mich gekauft hatte, aufgegessen, aber in Wirklichkeit spülte ich ihn den Abfluss hinunter. Ein bisschen davon füllte ich in ein Schüsselchen, damit sie es sehen und denken würde, ich hätte es aufgegessen.

Dann aß ich bis zum Mittag nichts. Am Strand nahm ich ein bisschen gekochtes Gemüse mit Getreide zu mir, das ich morgens vorbereitet und in einem Glas mitgenommen hatte. Ich weigerte mich, von dem Brot und den Salaten zu essen, die Mama für sich selbst mitgebracht hatte. Überhaupt schob ich dieses ›Mittagessen‹ so lange wie möglich hinaus, und ich wartete immer, bis Mama sagte, ich solle etwas essen. Ich hätte nie freiwillig etwas zu mir genommen. Und erst wenn Mama es dann dreimal verzweifelt gesagt hatte und ich ihr darauf dreimal erwidert hatte, wie satt ich noch von meinem Frühstück sei, und alles aufgezählt hatte, was ich in Wirklichkeit nicht gegessen hatte, und erst wenn ich wirklich an nichts anderes mehr denken konnte als ans Essen, wenn mir schwindelig wurde und ich fürchtete, in der Hitze ohnmächtig zu werden – erst dann fing ich an, aus meinem Glas zu löffeln. Zuerst das Gemüse, das noch lauwarm und wässrig war, und dann ein paar Bissen Getreide. Den Rest begrub ich im schwarzen Sand, wenn Mama gerade nicht herschaute. Ich sagte immer, ich würde nervös, wenn sie mir beim Essen zusah, es mache den Eindruck, als vertraue sie mir nicht und wolle mich kontrollieren. Das wenige Vertrauen, das sie noch zu mir hatte, schenkte sie mir, und ich missbrauchte es. Wie verzweifelt muss Mama gewesen sein.

Ich weigerte mich, normal zu essen, und trank nun auch noch so wenig wie möglich, sonst würde ich einen dicken Bauch bekommen. Jeden Tag wurde ich leichter. Ich konnte morgens immer weniger weit joggen. Mama hielt es mühelos durch. Und wenn man dann bedenkt, dass ich früher eine viel bessere Kondition hatte als sie! Jetzt schien Mama mit ihrer mittelmäßigen Kondition geradezu eine Spitzensportlerin zu sein. Ich konnte nicht mithalten und ärgerte mich. Mama war erstaunt und sagte, es käme von der Hitze, aber ich wollte durchhalten und nicht eher aufhören als meine Mutter. Ich verbrauchte meine ganzen Reserven und gab das Äußerste. Manchmal hatte ich das Gefühl, ich würde mir die Lungen aus dem Leib laufen, aber das zugeben – niemals. Ich weigerte mich, die Warnungen meines Körpers zu sehen. Ich konnte fast nichts mehr, alles kostete mich viel Energie, und dennoch tat ich einiges, um auch die noch zu verbrennen.

Das Abendessen war jedes Mal eine Katastrophe. Wir aßen spät, wegen der Hitze. Das fand ich herrlich, dieses Ankämpfen gegen den Hunger. Ich begann die Stunden zu *zählen, in denen ich nichts aß, und das wurden zu meinem großen Stolz immer mehr. Mama musste mich zwingen, überhaupt nur einen Bissen zu essen. Ich bestellte immer Couscous, eine Art Hirse, mit Gemüse. Das musste ich aufessen, und ich dachte mir die verrücktesten Sachen aus, damit ich es nicht zu tun brauchte, zum Beispiel mit vollem Mund auf die Toilette laufen und es dort ausspucken. Übrigens habe ich mich nie übergeben und nie meinen Finger in den Hals gesteckt. Ich fand es schrecklich, erbrechen zu müssen, und war traumatisiert durch unsere Pilzvergiftung in Frankreich. Ich hasste das Abendessen, nicht nur, weil ich meinen Teller leer essen musste, sondern auch, weil ich dann keine Leinsamen zu mir nehmen konnte.*

Ich kann mich noch erinnern, dass der Vorrat an Leinsamen, den ich für eine Woche mitgenommen hatte, schnell aufgebraucht war. Ein Teelöffel pro Tag war genug, aber ich nahm beinahe mehr Leinsamen als Essen zu mir. Ich geriet völlig in Panik: Jetzt würde ich keinen Stuhlgang mehr haben und alles Essen bei mir behalten. Ich wagte nun gar nichts mehr zu essen und strich immer mehr Dinge von meinem Speiseplan. Und tatsächlich, was ich befürchtet hatte, geschah, ich konnte nicht mehr auf die Toilette gehen. Nicht, wie ich dachte, weil ich keine Leinsamen mehr zu mir genommen hatte, sondern weil es nichts mehr abzuführen gab. Zum ersten Mal in meinem Leben fand ich es nicht schrecklich, aus den Ferien nach Hause zurückzukommen, denn dort gab es Leinsamen.

Dienstag

Wir sind auf einer Wanderung durch das Tal, an Bächen und Wasserfällen mit unglaublich hohem Schilf entlang, und an den Ufern wachsen Bäume mit gewundenen Wurzeln. Alles ist feucht, bedeckt von Tautropfen. Die Sonne bricht durch, der feuchte Dunst steigt auf und mischt sich mit den Sonnenstrahlen. Die Luft ist erfüllt von betäubenden Düften; die Vögel singen. Ich sitze im Schatten einer Palme und blinzle aufs Wasser. Ich lausche dem Plätschern so intensiv, dass ich mich fast darin auflöse. Manchmal möchte ich mich so auflösen, Wasser werden und mich tragen lassen von den Wellen und dem Rhythmus des Meeres.

Als ich wieder in den Niederlanden ankam, war ich vier Kilo leichter: in zehn Tagen von 52 auf 48 Kilo herunter. Ich wusste, dass ich mager war, vielleicht zu mager, aber ich fühlte mich immer noch wunderbar. Man kann in kurzer Zeit viel abnehmen, wenn man so weit unterhalb seines Normalgewichts ist, aber es wieder aufzubauen dauert zehnmal so lange. Manchmal hatte ich einen lichten Augenblick. Dann schaute ich in den Spiegel und sah, dass etwas nicht stimmte, dass mein Körper nicht mehr die richtigen Proportionen hatte und ich in Wirklichkeit gar nicht so gut aussah, wie ich dachte. Dann erschrak ich, aß voller Verzweiflung eine Mahlzeit und dachte es damit wieder gutzumachen. Aber meist war ich blind und verschloss mich, sah nicht den verzweifelten Blick in Mamas Augen, sah nicht die Ohnmacht und den tiefen Kummer, der auf Papas Gesicht zu lesen war. Ich wollte es nicht sehen, ich wurde hart. Erst jetzt kommen die Erinnerungen an schmerzliche Augenblicke oder Gespräche wieder herauf.

Als wir wieder zu Hause waren, stellte ich mich als Erstes auf die Waage, um mich selbst zu beruhigen, dass ich nicht zugenommen hatte, und um Mama zu beruhigen, dass ich nicht abgenommen hatte. Denn ich dachte, dass ich jetzt mein Gewicht halten würde. Als ich sah, dass die Waage 48 Kilo anzeigte, erschrak ich fürchterlich. Ich rannte zu Mama, und voller Panik sagte ich ihr mein Gewicht. Auch sie erschrak, aber weniger als ich. Sie wusste es, sie hatte es mir schon angesehen. »O Mama«, rief ich, »was soll ich tun, warum habe ich nur nicht auf dich gehört.« Ich rannte in die Küche, um dort mein Mittagessen nachzuholen, das ich ausgelassen hatte, denn ich hatte nichts von dem angerührt, was sie im Flugzeug serviert hatten. Ich schnitt eine ganz dünne Scheibe Brot ab, aß die eine Hälfte auf, warf die andere Hälfte weg und nahm aus Schuldgefühl noch ein paar Brotkrümel. Dann ging ich nach oben und probierte alle meine Kleider an. Sie waren viel zu groß. Was sollte ich anziehen, wenn Papa kam?

Ich kann mich noch daran erinnern, wie ich die Treppe zu Papa herunterlief. Er sah mich, wie ich dachte, voll Verwunderung an. Später erzählte er mir, dass er mich nicht wiedererkannt hatte. Er konnte nicht glauben, dass seine wunderbare Tochter plötzlich so ein trauriges Vögelchen war. Er hatte lange gemeint, dass ich einfach schlanker werden wollte und ein bisschen übertrieb, aber jetzt, wo er mich nach zehn Tagen wiedersah, so wiedersah, wusste er, dass es kein harmloses Spielchen war und dass ich wirklich Anorexie hatte. Er wurde wütend und fluchte. Die Ferien hatten eine Erholung für mich sein sollen, aber stattdessen kam ich mit strahlendem Gesicht ausgemergelt die Treppe herunter.

Ich weiß noch, dass wir an diesem Abend ein Gespräch führten, Worte, die keinen Eindruck auf mich machten. Das Einzige, was ich davon behalten habe, waren die Fragen: »Willst du denn kein hübsches Mädchen sein? Freunde haben? Weißt du eigentlich, was du da tust?« Fragen, auf die ich keine Antwort hatte. Er verstand mich nicht und ich ihn nicht. Ich war doch hübsch? Dennoch machte es Eindruck auf mich. Ich fühlte, dass Papa nicht mehr stolz auf mich war, und das war etwas, das ich immer gern wollte. Ich spürte, dass er nicht verstand, wie schwierig es war, überhaupt zu essen. Ich wusste, dass ich viele Probleme lösen würde, wenn ich normal essen würde, ich konnte es aber einfach nicht. Papa entfernte sich immer mehr von mir. Das tat sehr weh. Es war nicht mehr so wie früher.

Humpolec

April 1998 - fünfzehn Jahre alt

Die Natur ist so frisch und zart. Die Bäume sind von hellgrünen Schleiern umgeben, fast leuchtend, und sie bilden einen scharfen Kontrast zu den dunkelgrünen Nadelwäldern, die süß nach Baumsäften duften. Klebrige Knospen brechen auf, wild strömen die Bäche, ihre Ufer sind voller dunkelgelber Sumpfdotterblumen. Die Insekten wachen auf und die ersten Bienen tauchen in die Blumenkelche. Alles vibriert und zittert vor Leben, überall ist Leben, alles will leben. Es hat keinen Anfang und kein Ende. Man landet in einer Art Unendlichkeit und wird fast betäubt von den süßen Blütendüften. Es ist unwirklich, aber zugleich kann man sich nicht vorstellen, dass es anders sein könnte. Die Stille ist atemberaubend, fast beängstigend. Die Reinheit berührt mich jedes Mal wieder neu.

Ich bin hier jetzt mit Roos, und ich freue mich sehr, vor allem, weil auch sie die Schönheit von allem sieht. Wir arbeiten hart. Wir kümmern uns nicht nur um Scheck, sondern auch noch um drei andere Pferde, Misa, Ralf und Rigo. Zur Belohnung dürfen wir auf ihnen reiten, und wir machen lange Ausritte. Es ist schön, mein kleines Paradies mit Roos zu teilen. Sie ist sehr bescheiden und freut sich über alles.

Und das tat ich wirklich. Ich teilte das Paradies mit ihr, erlebte es intensiver denn je. Aber damit konnte ich nicht vertuschen, dass es zugleich eine Hölle gab. Die teilte ich auch mit ihr. Dennoch blieb Roos immer an meiner Seite, mit einem Vertrauen, das ich nicht verdiente. Ich hatte sie dringend nötig, nicht nur seelisch, sondern auch körperlich. Ich konnte mich selbst nicht mehr warm halten; nachts musste Roos meine Füße massieren und sich an mich schmiegen. Ich bat sie um nichts, sie tat es aus sich heraus. Ich fror so sehr und dachte, ich würde nie wieder warm werden. Es war keine normale Kälte, sondern eine, die bis in meine Knochen reichte. Ich schlief unter zwei Decken, hatte eine Wärmflasche im Bett und lag dicht an Roos angeschmiegt. Oft mussten wir den Kohleofen anmachen, dann war es sehr heiß im Zimmer, fast nicht auszuhalten für Roos und Julia.

Morgens um halb sechs wachte ich immer durchgefroren und hungrig auf. Ich hatte kein Gefühl mehr in meinen Armen und Beinen, und das Einzige, woran ich denken konnte, war Essen. Dann schlurfte ich zum Tisch, wo unser Frühstück schon bereitstand, so dass wir nicht in die Küche zu gehen brauchten, wo wir Papa und Mama aufgeweckt hätten. Ich aß etwas mageren Joghurt und eine halbe Kiwi und fand, nun hätte ich sehr gut gefrühstückt; doch fühlte ich mich auch schuldig und nahm daraufhin noch eine Extraportion Leinsamen. Dann machte ich Feuer im Ofen und setzte mich so dicht davor, dass meine Haut fast verbrannte – und wurde trotzdem nicht warm. So blieb ich dann eine Zeit lang sitzen, bis ich wieder ein bisschen zu leben begann.

Dennoch dauerte es immer länger, bis ich morgens zu mir kam und genug Energie gesammelt hatte, um die Ställe auszumisten. Wenn ich einmal in Gang gekommen war, tat ich so viel, wie ich an einem Tag schaffen konnte. Beim Reiten spannte ich so viele Muskeln wie möglich an und ritt, soweit das Gelände es hergab, im Trab – das erforderte die meiste Bewegung –, denn jetzt, wo ich nicht mehr jeden Tag meine Muskeln beim Boxen trainieren konnte, würden sie schlaff werden und ich würde einen Wabbelbauch kriegen. Ich konnte keine Sekunde mehr stillsitzen und musste immer herumlaufen.

Ich glaube, dass Roos nach diesen Ferien vollkommen er-

schöpft war. Ich verlangte meinem Körper das Äußerste ab. Auf langen Wanderungen mit leerem Magen musste sie mich stützen; abends fiel ich zitternd in mein Bett und war so aufgedreht und übermüdet, dass ich nicht schlafen konnte und bis tief in die Nacht las, um nur nicht nachdenken zu müssen. Morgens rannte ich aufs Klo, um zu pinkeln und weil ich Durchfall hatte. Oft war der Abstand von sieben Metern zu groß, und die Hälfte lief mir in die Hose. Mein Stuhlgang bestand übrigens hauptsächlich aus Wasser und Leinsamen. Ich trank viel und musste oft während des Reitens pinkeln. Meine Reithose war nach einem Ausritt immer nass, einfach, weil ich das Wasser nicht halten konnte.

Ich zog mich sehr dick an, aber dennoch begann ich bei jedem Windhauch zu zittern. Es waren inzwischen etwa neunzehn Grad, war also bestimmt nicht mehr kalt, aber ich hatte immer kalte Hände und eine eiskalte rote Nase. Offenbar stimmte etwas nicht mit meinem Kreislauf.

Aber das Schlimmste war eigentlich, dass Roos an mich glaubte und mich verteidigte. Sie sagte zu meinen Eltern, dass ich mir wirklich Mühe gäbe, und wenn Mama sie fragte, was ich gegessen hätte oder ob ich das, was sie mir mitgebracht hatte, aufgegessen hätte, log sie gemeinsam mit mir. Dass ich selbst log, mag noch so hingehen, aber dass ich Roos dazu brachte mitzumachen, fand ich sehr schlimm. Dennoch konnte ich einfach nicht anders. Alles drehte sich um das Nichtessen, die Anorexie beherrschte mich, sie war der Boss und trübte meinen Blick. Ich sah die Wirklichkeit nicht mehr und hatte mich selbst völlig verloren. Ich begriff nichts mehr, nicht einmal, dass ich dabei war, meinen Körper Stück für Stück zu vernichten und langsam dahinzusterben.

28. April

Heute hätte ich mich fast nicht beherrschen können. Ich habe Brano wiedergetroffen. Ich war sprachlos, als ich ihn unerwartet sah. Ich zitterte und kämpfte gegen das Bedürfnis, ihm in die Arme zu fallen. Nach einigen verwirrten Augenblicken nahm ich mich zusammen und schwor mir feierlich, diese Situation gut hinter mich zu bringen, und ich bin stolz auf mich. Es ist mir gelungen. Ich merkte, dass er mich respektvoll anschaute. Natürlich erschrak er über mein verändertes Aussehen, auch wenn er sich nichts anmerken ließ. Wir erzählten einander, wie es uns ging. Ich fand ihn sehr melancholisch, er war verschlossen und ein bisschen reserviert. Aber schließlich kamen wir nicht drum herum und landeten bei dem schmerzlichen Thema, warum es schiefgegangen war. Im Laufe des Gesprächs, als die Dinge von beiden Seiten etwas deutlicher wurden, merkte ich, dass wir einander wieder zu verstehen begannen, und das vertraute Gefühl, sich zu kennen, war wieder da. Wir hätten uns küssen und uns wiederfinden können, aber es würde doch nichts Richtiges werden. Er erzählte mir, dass er es im Augenblick viel zu schwer mit sich selbst hätte, um etwas mit einem Mädchen anfangen zu können. Es war bei ihm einfach nicht drin. Er entschuldigte sich und bedankte sich für das, was ich ihm gegeben hatte. Ich konnte hinter seine Maske blicken, wie nur wenige es gekonnt haben. Es ist besser so. Und um ehrlich zu sein, war ich nach dem Gespräch davon überzeugt, dass ich ihn nicht wirklich wiederhaben wollte. Ich werde ihn immer lieben, es war etwas Besonderes, und die Erinnerungen haben sich in mein Herz eingegraben. Aber im Augenblick ist es seine Aufgabe, sich selbst zu entwickeln, und dabei kann er niemanden brauchen. Wer weiß, wenn wir wirklich füreinander geschaffen sind, wird das Schicksal uns zusammenbringen, und wenn nicht, dann läuft mir ein anderer über den Weg. Ich bin offen dafür, aber ich gehe nicht auf die Suche.

Je schlechter es mir ging, desto weniger Augen hatte ich für meine Umgebung. Der arme Brano war zu Tode erschrocken gewesen bei meinem Anblick und wusste absolut nicht, wie er damit umgehen sollte, das war der einzige Grund, warum er sich verschloss. Als er mich zuletzt gesehen hatte, wog ich noch 60 Kilo und inzwischen nicht mehr als 48. Er erzählte mir später, dass er mich nicht gleich erkannt hatte. Er verstand überhaupt nichts mehr und sagte: »Du warst so schön, warum tust du dir das an?«

Als ich nach den Osterferien nach Hause kam, brach ich völlig zusammen. Ich wurde krank und behauptete jedem gegenüber, es handele sich um eine normale Grippe. Aber mein Körper war völlig ausgelaugt, ich hatte alle Reserven verbraucht. Mir war schlecht und ich wusste, dass ich etwas essen musste, sonst würde ich den Tag nicht überleben. Vorsichtig begann ich, auf kleinen Brotstücken herumzukauen, um danach erschöpft in Schlaf zu fallen. So lag ich anderthalb Wochen im Bett, und ich verlor in dieser Zeit noch einmal zwei Kilo.

Amsterdam

Frühjahr 1998 - fünfzehn Jahre alt

7. Mai

Es ist schmerzhaft, sich selbst einzugestehen, dass man Anorexie hat. Noch schmerzhafter ist es, dies seiner Umgebung zu sagen, vor allem, wenn es bereits hinter deinem Rücken erzählt wird. Ich war krank und konnte nach den Ferien also nicht zur Schule. Alle machten sich schreckliche Sorgen. Aber jetzt ist auch bei einem Klassengespräch gesagt worden, dass ich Anorexie habe. Unsere Klassenlehrerin hat Roos fast dazu gezwungen, es zu sagen. Ich hatte es selbst tun wollen, dazu bin ich stark genug. Ich will nicht wie eine arme Anorexiekranke behandelt, nicht mit großen Augen voller Mitleid angesehen werden, während hinter meinem Rücken über mich geredet wird. Ich bin sehr böse darüber. Ich habe es unserer Klassenlehrerin anvertraut, und ich fasse es nicht, dass sie denkt, es sei besser so, und dass sie keinen Respekt hat vor dem, was ich will und fühle. Aber es ist nun einmal passiert, und jetzt nehme ich meinen ganzen Mut und meine Kraft zusammen, um am Montag zur Schule zu gehen. Ich werde nicht flüchten, sondern kämpfen. Ich werde ihnen zeigen, dass ich zunehmen kann, gesund werden kann. Ich werde versuchen, der Klasse zu erklären, wie so etwas möglich ist, dass es nicht alles so oberflächlich bleibt. Ich will etwas von meinen Gefühlen mit ihnen teilen.

Am liebsten würde ich furchtbar böse auf unsere Lehrerin und Roos werden. Unsere Lehrerin hat nur gemacht, was in ihren Augen das Beste war, aber ich sitze jetzt mit den Scherben da. Die will ich aufräumen und die Sache zu Ende bringen. Das betrachte ich als eine Herausforderung.

Ich gehe jetzt zu einer Diätistin, denn für meinen Job als Model muss ich viele Kilo schwerer sein. Ich hoffe, mit den Pfunden auch mein Gleichgewicht wiederzufinden, denn ich lebe wirklich sehr in Extremen.

Mein Vater konnte es nicht mehr mit ansehen, wie ich mich vor seinen Augen zu Tode hungerte, während er nichts anderes tun konnte als zuzusehen. Einmal baten mich meine Eltern, doch bitte einen Sesamcracker zu essen. Ich konnte es einfach nicht, ich bekam keinen Bissen herunter. Mein Vater sagte: »Was ist nur so schwierig daran; einfach kauen und runterschlucken, fertig. Nicht denken.« Ich musste heulen und erklärte, warum es nicht ging – ich hatte solche Angst. Mama versuchte es noch einmal. »Es kann nichts passieren. Du bist derartig mager, von einem Keks nimmst du bestimmt nicht zu, du bleibst nur am Leben.« Bisher hatte ›mager‹ wie ein großes Kompliment in meinen Ohren geklungen, das Beste, was jemand zu mir sagen konnte, aber jetzt hörte es sich ganz anders an, nicht so, wie ich es hören wollte, und ich erschrak. Ich sah meine Stöcke von Beinen an, nahm den Cracker und begann langsam zu essen. Meinem Gefühl nach brauchte ich eine halbe Stunde dazu, aber er blieb drin.

9. Mai

Ich sitze jetzt auf unserer Dachterrasse, um ein bisschen zu verschnaufen. Es ist fürchterlich warm, beinahe tropisch, aber im Schatten des Sonnenschirms ist es angenehm. Mein Herz rast wie wild. Bei jedem Schlag spüre ich ein Klopfen in meinem Kopf. Um hierher zu kommen, musste ich eine kleine Treppe hinauf, und ich kann nicht mehr, mir ist schwindelig, ich bin ein Wrack. Oh, helft mir, ich hab solche Angst, mein Körper tut nicht mehr, was ich will.

Ich komme gerade von der Schule, wo ich meinen Sermon gehalten habe. Es war schrecklich, aber jetzt bin ich richtig erleichtert und ruhig, vielleicht sogar ein bisschen stolz darauf, dass ich von meiner Krankheit erzählt habe. Und das habe ich ungefähr gesagt:

Ich bin hier, um über etwas zu sprechen, was unsere Klassenlehrerin vorige Woche erzählt hat. Ich hätte es euch lieber selbst mitgeteilt, aber sie hat getan, was sie für das Beste hielt. Und jetzt will ich selbst etwas mehr über die Gründe sagen, weshalb ich in der letzten Zeit oft krank war und gefehlt habe und auch noch fehlen werde. Ich habe wirklich Anorexie. Nur ist das so ein nichtssagendes Wort, von dem ich eine Gänsehaut bekomme und worüber ihr bestimmt alle komische Vorstellungen habt. Über Anorexie weiß ich persönlich nicht so viel, aber ich weiß sehr gut, was in mir geschieht, und ich möchte, dass ihr das auch wisst.

Ich glaube, bei mir war es vor allem Hochmut, zu denken, ich würde stärker sein als die Natur. Ich wollte einfach nicht akzeptieren, dass jeder Mensch wundervoll ist, so, wie er ist. Mit meiner Kraft und meinem Durchsetzungsvermögen kann ich viel erreichen, aber das kann auch mein Verderben sein. Es ist ein Machtspielchen: immer alles kontrollieren wollen, alles und jeden herumkommandieren wollen, die Dinge in der Hand haben wollen. So ging es auch mit dem Essen: Ich fühlte mich kräftig und stark, wenn ich nicht aß. Es gab mir einen Kick, ein großes Selbstwertgefühl. Und ich dachte wirklich, dass ich es unter Kontrolle hatte. Alles ging perfekt, ich lebte von nur ganz wenigem Essen, von beinahe nichts. Ich trieb viel Sport und es hätte alles nicht besser sein können. Jetzt seht ihr, welchen Preis ich dafür habe zahlen müssen. Ich stelle hohe Anforderungen ans Leben, und alles muss nach meinen Idealvorstellungen laufen. Aber auch ich selbst musste dem entsprechen: alles perfekt, perfekte Schulzeugnisse und ein perfekter Körper. Nie war ich zufrieden, alles konnte noch besser sein, bis ich die Grenze überschritt.

Ich fing damit an, weniger zu essen, um abzunehmen, und als ich einmal das Gewicht hatte, das ich mir wünschte, ging es natürlich immer noch besser und noch dünner. Ich hatte es nicht mehr unter Kontrolle, denn wenn man einmal Untergewicht hat, nimmt man weiter ab, und das ist richtig unheimlich. Ich weiß, dass ich zunehmen muss. Wenn ich in den Spiegel blicke, finde ich mich selbst nun wirklich nicht hübsch. Ich muss also ganz viel essen. Mir graut nur davor, die Kontrolle über das Essen zu verlieren. Das ist zwiespältig, denn mit meinem Untergewicht hab ich die Kontrolle längst verloren. Ich brauche keine Angst zu haben, dass ich mich überfressen werde. Es ist die einzige Möglichkeit, zuzunehmen, gesund zu werden.

Ich dachte, ich würde es allein schaffen, aber ich habe eine so merkwürdige Vorstellung vom Essen bekommen, dass ich alles als viel empfinde und meine Portionen anormal klein sind. Ich brauche Hilfe. Es ist mir peinlich zuzugeben, dass ich ein Problem habe, nicht nur der Außenwelt gegenüber, sondern vor allem mir selbst gegenüber. Trotzdem denke ich, dass das Erkennen eines Problems der erste Schritt zu einer Lösung ist. Doch dazu braucht man Mut. Ich will auf keinen Fall behandelt werden wie ein Häufchen Elend. Denn in diesem Körper ist ein Wille, gesund zu werden. Es ist ein langer Weg und eine echte Konfrontation mit mir selber, aber ich bin zutiefst davon überzeugt, dass ich letztlich dadurch wachsen werde, dass ich mich durchschlagen werde und durch meine eigenen Erfahrungen werde helfen können. Ich weiß nicht, inwiefern, aber ich habe den Eindruck, dass dies alles nicht umsonst geschieht.

Aber der erste schwere Brocken wird es sein, selbst gesund zu werden, danach schaue ich dann wieder in die Zukunft. Die Moïra von damals werdet ihr nicht wiedersehen, dafür ein fröhliches Mädchen mit einer schützenden Schicht Fleisch um sich herum und das ein gutes und stabiles Gewicht hat.

Nachdem ich zu Ende gesprochen hatte, wurden ein paar Fragen gestellt, aber insgesamt waren alle sehr still. Ich nahm Abschied und umarmte meine Freundinnen. Ich würde eine Zeit lang nicht zur Schule kommen. Auf dem Flur umarmte mich meine Lehrerin, und wir mussten beide weinen. Ich habe ihr verziehen. Mama holte mich ab und alle drei ließen wir unseren Tränen freien Lauf.

Ich wusste sehr gut, wie es eigentlich alles sein musste, aber die Worte, die ich sagte, drangen nicht wirklich zu mir durch. Ich sah mir selbst zu, sah, wie mein Mund sich bewegte, las das Mitleid in den Augen anderer, sah meine magere Hand, die sich in der Luft bewegte, um meinen Worten Nachdruck zu verleihen. Es war wie ein Film, mit mir selbst als Zuschauer, ich konnte mich nicht verbinden mit der Person, die da sprach. Während ich alles so gut formulierte, wurde ich immer tiefer in den Strudel der Verzweiflung gerissen. Mit meinen Worten baute ich eine dicke Mauer auf zwischen mir und meiner Umgebung, eine Mauer, die immer höher wurde. Die Steine waren die schönen, fließenden Sätze. Eine Mauer, hinter der ich selbst gefangen war.

Nicht einmal der Psychiater sah es. Ich saß ihm in einem großen Ledersessel gegenüber, ließ meinen Blick von den Ehrenurkunden an der Wand zu dem Mann vor mir gleiten, der mich durch seine Brillengläser hindurch beobachtete. Ich spürte, wie er mich in Schubladen von Krankheitsbildern unterzubringen versuchte, aber die Theorien und Folgerungen passten nicht auf das selbstsichere Mädchen, das er vor sich hatte. Irgendwie fühlte ich mich stark: »Ha, nicht einmal der Psychiater sieht es«, aber zugleich spürte ich Verzweiflung. Wie sollte es weitergehen, wenn nicht einmal er, der jahrelang dafür studiert hatte, erkannte, was wirklich los war? Und ich schaffte es einfach nicht zu schreien, dass ich Hilfe brauchte, zu sagen: »Hilf mir, es geht mir überhaupt nicht gut!«

Die Diätistin, zu der ich ging, war spezialisiert auf Anorexiekranke. Als Erstes musste ich mich auf die Waage stellen. Ich wog, mit dickem Pullover und Jeans, 46 Kilo. Die Diätistin meinte, das ginge ja noch. Ich erschrak. War ich denn nicht dünn genug?

Ihre Methode war es, nach dem Essverhalten zu fragen und anschließend gemeinsam mit dem Patienten einen Plan aufzustellen. Das war in meinem Fall eine Katastrophe, aber vom Standpunkt einer Anorexiekranken aus betrachtet perfekt, denn so konnte ich selbst bestimmen, was ich essen würde. Ich machte es ganz raffiniert. Als sie fragte, was ich äße, nannte ich nur die Hälfte, so dass ich mit dem ›neuen‹ Speiseplan auf dieselbe Menge kam, die ich ohnehin schon zu mir nahm. Das tat ich nicht voll bewusst; es war nicht so, dass ich gesagt hätte, komm, ich führe sie einfach hinters Licht. Aber ich hatte mir derart angewöhnt, so wenig wie möglich zu mir zu nehmen, dass es mir zur zweiten Natur geworden war. Ich tat es, ohne dabei nachzudenken.

Ich zählte auf, was ich aß: das Frühstück, bestehend aus magerem Joghurt – während ich in Wirklichkeit schon mit Vollmilchquark angefangen hatte –, zum Mittagessen Gemüse und ein kleines Stück Brot, als Abendessen Fisch oder Fleisch mit Gemüse, aber nie gemischt mit Reis oder Getreide (nach Montignac). Sie schlug vor, ich solle fünfmal am Tag essen, und nachdem ich mich heftig gesträubt und furchtbar angestellt hatte – denn ich empfand das als beängstigend viel –, hatte ich es geschafft, und ich ging zufrieden hinaus mit einem Speiseplan, bei dem ich angeblich zunehmen würde. Mama hatte draußen gewartet. Die Diätistin hatte ihr ausdrücklich gesagt, dass sie sich nicht einmischen dürfe, dadurch würde es nur schlimmer werden.

Als ich aufzählte, was alles auf meinem Speiseplan stand, sah Mama mich verzweifelt an und rief: »Aber das ist genau das, was du jetzt auch isst!« Und so war es auch. Morgens aß ich Quark mit Früchten, um elf Uhr wieder Obst, zum Mittagessen zwei dünne Schnitten Schwarzbrot mit Gemüse und ein Glas Milch – die ich immer halb mit Wasser verdünnte – und abends Gemüse und Getreide mit etwas Fleisch oder Fisch. Vor allem Letzteres fiel mir schwer. Ich hielt mich strikt an den Speiseplan der Diätistin, den ich selbst zusammengestellt hatte. Ich aß jeden Tag dasselbe, das war am sichersten. Es wirkte nicht so, wie ich gehofft hatte, ich nahm nicht langsam zu und hielt auch nicht das Gewicht, sondern nahm ab.

An dem Tag beschlossen wir, dass ich vorläufig nicht mehr zur Schule gehen sollte, so dass Mama mir bei den Überlegungen zum Essen würde helfen können. Wir nahmen mehr feste Nahrung in den Speiseplan auf. Papa verbot mir, noch einmal zu dieser Diätistin zu gehen; von jetzt an würden wir das selbst machen. Darüber war ich sehr froh. Ich rief sie an, um ihr zu sagen, dass ich vorerst nicht mehr kommen würde, weil ich mit meiner Mutter nach Humpolec ginge. Mein Essen würden wir selbst regeln, weil ich durch ihren Speiseplan abgenommen hätte. Die Diätistin klang sehr besorgt, aber was konnte sie tun? Niemand konnte etwas tun, nur ich selbst, aber dazu musste ich erst einmal den Ernst der Situation einsehen und es wirklich wollen.

Und das tat ich auch, ich sah es ein und ich wollte es wirklich, aber warum gelang es mir dann nicht? Sagte ich Worte, die nichts bedeuteten? Ich finde es so schwierig, mich nicht selbst zu verurteilen und einfach zu sagen, dass ich wirklich gesund werden wollte und sehr genau wusste, dass ich krank war, dass aber etwas Unerklärliches stärker war als ich. Nein, es war kein Selbsthass. Es war etwas, das ich nicht verstand und nicht in Worte fassen konnte. Eine Art Leugnung meines – für mich überwältigenden – physischen Körpers. Eine Kraft, höher und stärker als ich, irgendwo tief in mir drinnen, an die ich nicht herankonnte.

Ende Mai 1998 - fünfzehn Jahre alt

Ich liege im Auto, den Kopf auf Mamas Schoß. Wir sind auf dem Weg nach Humpolec, wo Mama einen Kurs leiten wird. Ich finde es schön, das kleine, unselbständige Mädchen zu sein, unsichtbar zu werden in Mamas Schoß. Am liebsten würde ich für immer so liegen bleiben und nur die Liebe und Wärme von Mutters Schoß spüren. Sie schenkt mir viel Zuwendung, aber irgendwie befriedigt mich das nicht. Es kommt nicht in den Augenblicken, in denen ich es brauche. Sie gibt sie mir zwar, aber nicht im richtigen Maß. Ich fühle mich schwach. Mein Herz klopft, ich fühle, wie es pumpt. Ich sehe meine ›dicken‹ Oberschenkel an und bin verzweifelt. Ich kann es nicht, ich schaffe es nicht.

Vorn am Steuer sitzt jemand, der mit Mama zusammen den Kurs leiten wird. Es ist ein sehr dicker Mann mit einem großen, runden Bauch. Er lacht und hat ganz hellblaue, strahlende Augen. Er sieht aus wie ein freundlicher Buddha. Meiner Meinung nach kann er niemals böse werden. Er hat jedem gegenüber eine liebevolle Ausstrahlung, sogar mir gegenüber. Ich würde am liebsten auf seinen Schoß kriechen und mich an seinen dicken Buddha-Bauch schmiegen, um warm zu werden. Mir ist so kalt, auch innerlich. Mir ist, als hätte ich kein Gefühl, und ab und zu schwebe ich aus meinem Körper heraus und fühle gar nichts mehr. Aber dieser Mann ist ganz irdisch, er genießt das Leben, strahlt aber zugleich eine gewisse Weisheit und Spiritualität aus. Ich blicke ihn im Spiegel an und flehe innerlich um Hilfe, um seine Hilfe, und ich sehe, dass er es spürt.

Während dieser Woche in Tschechien habe ich ihm alle schönen Plätze gezeigt, alle Dinge, die mir etwas bedeuten, wie meine Pferde und das Füllen. Beim Anblick all der Schönheit und Einfachheit fühlte ich so etwas wie Glück, etwas, das ich nicht greifen konnte, das ich nur ansehen konnte, aber es füllte einen Teil der Leere aus, die ich andauernd spürte.

Wir haben nicht über das Essen oder über Anorexie gesprochen. Er fragte nur nach meinem Leben und danach, wie ich meine Umgebung sehen würde. Als er mich fragte, was mich berührte, in welchen Augenblicken meines Lebens ich wirklich Glück empfände, sah ich ihn fragend an. Ich sei nonstop glücklich, sagte ich. Am schönsten fände ich die Reisen ins Ausland, wenn wir alle zusammen seien. Ich erschrak ein bisschen. Ich hatte tatsächlich keine speziellen Augenblicke, alles war so allgemein. Ich fragte: »Evert, was ist denn Glück?«

»Glück ist nicht zu greifen, Mädchen«, sagte Evert. »Es ist eine Momentaufnahme, eine Wahrnehmung. Etwas, das ganz kurz da ist und das du ganz intensiv fühlst, aber sobald du begreifst, dass du glücklich bist, ist das Gefühl verschwunden. Du kannst nicht nonstop glücklich sein, Moïra. Wenn das so ist, lebst du nicht wirklich, fühlst du nicht wirklich. Wenn du keinen Schmerz kennst, weißt du auch nicht, was Glück ist, und meiner Meinung nach bist du sehr einsam.«

Als wir am Fluss standen, an dem wild schäumenden Wasser, ließ ich all meinen aufgestauten Gefühlen freien Lauf, ich fühlte Schmerz, Verzweiflung. Ich schrie es hinaus und es zerriss mich. Ich hatte das Gefühl, dass mein Körper sich spaltete, dass er diesen Schmerz nicht aushalten konnte und zugrunde gehen würde. Ich wollte nicht mehr; ich schaffte es nicht allein. Ich wollte von mir selbst erlöst werden. Ich war gefangen, mit eisernen Ketten gefesselt. Evert umarmte mich und gab mir ohne Worte, was ich brauchte, Ruhe, Liebe, Vertrauen und Verständnis. Meine Verzweiflung wurde zu Hoffnung, als er fragte, ob ich eine Weile, so lange, wie ich selbst es wollte, zusammen mit ihm, seiner Frau und seinem Sohn wohnen wolle. Angst beschlich mich, aus meiner eigenen Umgebung herauszugehen, alles hinter mir zu lassen, meine Sicherheit, meine Familie, die Dinge, hinter denen ich mich verstecken konnte, aber was war das eigentlich? Ich hatte alles verloren, ich hatte alles verdorben. Was machte es schon noch aus?

Ich hatte Angst, die Kontrolle zu verlieren, neues Essen, eine neue Umgebung. Ich meinte, alles in meinem Leben in der Hand zu haben. Zum ersten Mal begriff ich, dass dies überhaupt nicht der Fall war. Ich hatte die Kontrolle über das, was ich mir in den Mund steckte, nämlich so wenig wie möglich. Darauf war ich stolz. Aber die Kontrolle über meinen Geist? Die war ich los. Wer war ich – die Anorexie? Ich wollte gesund werden. Es musste sein.

Ich fand es beängstigend, aber ich spürte, dass dies die einzige Lösung war, die einzige Möglichkeit, mich vor mir selbst zu schützen und nicht zu sterben. Ich klammerte mich daran, war voller Angst, dieses kleine Stückchen Hoffnung zu verlieren, voller Angst, dass ich wieder in dieses tiefe, endlose Loch, in diese Leere fallen würde, wenn er mich losließe. Ich fühlte jetzt Schmerzen, aber ich fühlte wenigstens etwas, und so verrückt es auch war, diese Schmerzen gaben mir eine Art Ruhe. Wenn ich etwas fühlte, bedeutete es, dass ich lebte, dass ich noch nicht ganz tot war. Evert ließ mich nicht los, er blieb bei mir, und ich entschloss mich, zu gehen. Ich wusste, dass es kein einfacher Weg sein würde, denn ich las auch Strenge und Disziplin in Everts Augen, aber was hatte ich noch zu verlieren? Ich wollte erlöst werden, und er konnte mir beistehen.

Bis zu dem Zeitpunkt, als ich 50 Kilo wog, kann ich mich an mein Gewicht noch gut erinnern. Danach ist alles eine undeutliche, schwarze Wolke von Wahnbildern und Angst.

Ich selbst wusste nicht mehr, wie viel ich wog, als ich zu Evert ging, oder welches mein niedrigstes Gewicht war. Aber mein Körper hörte auf zu funktionieren. Mein Herz spielte verrückt, von meinen Muskeln war kaum noch etwas übrig, und meine Haare fielen aus. Nachts lag ich wie ein mageres, ängstliches Vögelchen zwischen meinen Eltern, um warm zu bleiben. In der Nacht flog ich aus meinem Körper heraus und sah mich selbst in meinem großen gelben Pyjama daliegen. Es war dunkel, und ich hatte schreckliche Angst, Angst vor dem Tod, der so nahe war, und vor der Ohnmacht, dagegen zu kämpfen. Ich kann mich nur an das Gefühl erinnern, nicht an medizinische Fakten.

Auch meine Mutter musste nachdenken, als ich sie fragte, welches mein niedrigstes Gewicht war. »Mo, du warst in Lebensgefahr, das weiß ich in jedem Fall. Dein niedrigstes Gewicht war vielleicht nicht einmal so erschreckend, keine 30 Kilo, wie bei vielen Anorexiekranken, aber für deinen Körper war es nicht möglich, noch dünner zu werden, es war die Grenze. Vielleicht sahen die Ärzte deshalb den Ernst der Lage nicht und hörten nur deine Worte. Vielleicht hätten sie erst richtig zugehört, wenn es zu spät gewesen wäre, aber dann wärst du in einer psychiatrischen Klinik gelandet, und das war das Letzte, was wir wollten, weil da nur auf das Krankheitsbild geschaut worden wäre und nicht auf die ganze Person, die dahinter steht. Als du zu Evert gingst, hast du 42 Kilo gewogen, und danach hast du noch einmal zwei Kilo abgenommen, dein niedrigstes Gewicht waren 40 Kilo. In den Dreißigern bist du nicht gelandet, nein, mit deinem Gewicht kannst du nicht schockieren. Aber vielleicht ist das auch gut so, dass die Menschen sehen, dass sie viel eher Alarm schlagen müssen als bei der medizinischen Grenze von weniger als 40 Kilo. Nein, bei Anorexie geht es um viel mehr als um das Essen und das Gewicht, das sind Nebensachen, äußere Erscheinungen von etwas, das sich viel tiefer in dir abspielt.

Verzweiflung hat mich wegen meiner Unfähigkeit gepackt, zu verstehen oder zu sehen, was du wirklich sagen wolltest. Ich habe deinen Verzweiflungsschrei gehört, wagte nicht mehr, dich nachts an mich zu drücken, weil ich Angst hatte, dich zu zerdrücken, du wurdest wie ein Baby, so verletzlich. Das Einzige, was ich tun konnte, war, dir Sicherheit zu geben und neben dir zu stehen.«

TEIL DREI

Dronrijp

Frühling / Sommer 1998 - fünfzehn Jahre alt

30. Mai

Vorgestern hat Mama mich hierher gebracht, mit einem Auto, das vollgeladen war mit lauter Sachen und Kleidern. Es tut sehr weh, so Abschied von seiner Mutter und seiner kleinen Schwester zu nehmen, aber ich spüre, dass dies das Beste ist. Ich werde jetzt für ein paar Wochen bei Evert, Niken und ihrem kleinen Sohn Dimas wohnen. Evert ist mit einer indonesischen Prinzessin verheiratet. Sie kocht ganz nach ihrer eigenen Tradition, mit viel Hingabe und Liebe. Manchmal steht sie vier Stunden lang in der Küche. Ich helfe ihr meistens, weil es mir Spaß macht, aber auch, weil ich dann mehr Kontrolle darüber habe, denn es ist mir doch ein bisschen unheimlich.

Ich fühle mich sehr wohl bei ihnen, jeder Kleinigkeit wird Aufmerksamkeit geschenkt, jedem Fleckchen im Haus. Es herrschen strenge Regeln hier, und es fällt mir recht schwer, mich daran zu gewöhnen. So etwas kenne ich gar nicht. Ich gehe einfach über alles hinweg, am liebsten ohne etwas dabei zu empfinden. Bis jetzt war ich ein großer Luftballon, der auf Leistung aus war, auf Anerkennung von der Außenwelt. Ich machte mir ein Bild von mir selbst, das eine Illusion war, und sobald etwas nur ein wenig von diesem idealen, perfekten Bild abwich, geriet ich völlig in Panik. Aber hier fühle ich mich nicht dazu gezwungen, etwas zu leisten, ich kann ich selbst sein, ohne Angst davor, verletzt zu werden. Sie lassen mich völlig frei: Auch was das Essen angeht, gibt es keinen Druck. Evert hilft mir sehr und schüttelt mich oft kräftig durch, um mich wieder mit beiden Beinen auf den

Boden zu bringen. Aber er gibt mir auch die Gelegenheit, es selbst zu tun. Er hilft ein bisschen, aber gerade nicht genug, dass ich nur zustimmend nicken und es annehmen kann, nein, er gibt mir einen kleinen Hinweis, einen kleinen Schubs, und den Rest darf und muss ich auf meine eigene Art ergänzen, so dass es ein Stückchen von mir selbst wird.

Evert ist der Erste, der durch all meine Masken hindurchblickt, der nicht beeindruckt ist von meinen Worten. »Mo, sag mal etwas Echtes.« Zu Anfang machte mir das Angst, aber jetzt gibt es mir eine Sicherheit und ein Vertrauen, das ich bisher nie gekannt habe. Er kann sich, ohne dass Worte nötig wären, in mich hineinversetzen. Ich brauche nicht zu reden, mich in meine schönen Sprüche, meine ›Weisheiten‹ zu verlieren. Er weiß genau, was ich nötig habe und in welcher Stimmung ich gerade bin.

Evert ist jetzt viel zu Hause und wandert regelmäßig mit mir durch die Natur. Wenn er nicht da ist, habe ich Zeit, die Dinge, die wir besprochen haben, zu verarbeiten, zu schreiben, zu lesen oder in einem Boot zu schaukeln.

Wenn wir miteinander reden und er mich Sachen lehrt, mich zurechtweist, macht er es auf eine Weise, dass ich mich nicht angegriffen fühle. Ich kann es vertragen, weil er es mit einem Respekt vor der Person vorbringt, die ich bin.

Dimas findet es ganz schön, so eine große Schwester zu haben. Aber ich kann nicht richtig offen für ihn sein, ihm wirklich Zuwendung und Liebe schenken. Er spürt das, und ich glaube, dass er es sehr schwer damit hat, dass Evert mir jetzt so viel Zuwendung schenkt. Wirkliche Zuwendung und Liebe, ein Begriff, der in den Gesprächen zwischen Evert und mir oft fällt. Er findet, dass Dimas eine gute Übung für mich ist. Aber was ist das denn eigentlich, echte Liebe, echte Zuwendung? Ich rede doch mit Dimas? Aber Evert sagt, dass ich nicht wirklich dabei bin, ihn fast abwimmele, irgendetwas sage, irgendetwas auf eine Frage antworte, aber eigentlich an etwas ganz anderes, für mich Wichtigeres denke. »Und das ist nun gerade die Kunst, das Unwichtige, das Kleine, so ein dummes Gespräch kann oft so viel mehr Wert haben als ein dickes Buch; im Allerkleinsten kannst du oft das Allergrößte finden, nach dem du so auf der Suche bist.«

Ich will ihm erklären, dass es mir nicht nur mit Dimas so geht, dass ich nicht einmal ein Buch lesen kann, weil ich mich nicht konzentrieren kann. Ich kann meine Aufmerksamkeit nicht auf die kleinen Dinge richten und sie dort halten; alles scheint aus großen Linien zu bestehen. Was mache ich heute: aufstehen, duschen, lesen ... Begriffe, die ich zwar denken kann, aber ich kann es nicht wirklich ausführen. Ich mache diese Dinge zwar, aber ich bin nicht richtig dabei, ich mache alles flüchtig und gehetzt, um nur nicht zu vergessen, was es sonst noch alles war, das andere, was ich noch tun musste. Und ich vergesse schnell.

2. Juni

Ich saß mit Evert am Watt in dieser großen Stille, dieser Leere, die ich in mir selbst wiedererkannte. Alles war still, dunkel und grau. Kein Windhauch. Nicht einmal das Wasser rauschte, alles schien tot zu sein. Aber je bewusster und intensiver ich schaute, desto mehr begann ich zu sehen. Plötzlich begann das Wasser zu sprechen, und in dem braunen Morast erschienen kleine, grüne Pflänzchen. Und wir saßen nur da und schwiegen. Ich sah die Leere wie mich selbst und fühlte jetzt kleine Keime zu kleinen, grünen Pflänzchen wachsen. Und Evert gab ihnen die Nahrung zum Wachsen.

Evert ist für mich mehr ein Lehrer als ein Therapeut. Er lehrt mich den wirklichen Wert des Lebens, er hilft mir, mich selbst zu sehen. Ich komme immer mehr dahinter, dass der Weg zum Ziel das Wichtigste ist. Oft will ich zu hastig den Berg hinaufklettern und stolpere über die Steine auf meinem Weg. Der Weg ist krummer und steiler, als ich je ahnen konnte. Ich dachte: In ein paar Wochen ist alles okay, alles vergessen, dann habe ich mein Gewicht wieder und kann mein Leben wieder aufnehmen. Na schön, dann also nicht. Je länger ich hier bin und je mehr heraufkommt, desto deutlicher merke ich, dass ich das Leben, das ich gelebt habe, überhaupt nicht wiederhaben will, dass ich mich selbst überhaupt nicht wiederhaben will, so, wie ich war: egozentrisch, dominierend und arrogant. Ich meinte, ich sei besser als alle anderen, fühlte mich zu sehr erhaben, um wirklich mit den anderen umgehen zu können. Eigentlich schwebte ich über dem Leben, hatte nicht wirklich teil daran. Dadurch war ich einsam, aber ich ließ niemanden an mich herankommen. Ich lebte ein Leben, das nicht existierte, ein Scheinleben; das Mädchen, das ich zu sein glaubte, war unecht.

Das lässt Evert mich nun begreifen. Es schmerzt, aber zugleich zeigt er mir damit Dinge auf, die sonst nicht bis in meine Wahrnehmung durchdringen würden. Ich könnte sie gut formulieren und jedem gründlich die Meinung sagen mit meinen schönen, überzeugenden Sprüchen, aber sie würden leer und kalt bleiben, weil ich ihren Inhalt nicht wirklich kenne, sie nicht wirklich würdige und eigentlich nicht richtig mit ihnen umgehen kann. Jetzt, wo ich dies zu Papier bringe, denke ich, dass ich die richtigen Worte überhaupt nicht finden kann, um zu erklären, worum es eigentlich geht, was er mich jetzt lehrt. Ich spüre wohl dann und wann, worum es geht. Ich lasse alles herumliegen, meine Kleider, meine Schuhe, lasse meine Energie überall hinter mir, alles verweht, ich bin nicht ›gebündelt‹. Ab und zu finde ich, dass er ein richtiger Nörgler ist, so genau, so streng; was hat es mit meiner Anorexie zu tun, ob ich die Schranktür offen lasse oder nicht? Was hat ein kurzes Gespräch mit dem Bäcker damit zu tun? Mit kleinen Dingen und Ereignissen hält er sich auf, fragt, weshalb gerade das nun passiert, was es für mich bedeutet, wie es auf mich wirkt, welche Aussage dahinter steht oder wofür es ein Symbol ist. Fragen, die ich nur schwer beantworten kann. Ich versuche es, aber oft entgleitet es mir, und ich will wieder etwas Neues. Ich kann noch nicht richtig damit umgehen.

Später, in einem Gespräch – einer Aufarbeitung des Tages – begreife ich es. »Es geht um das Bewusstwerden deiner selbst, deiner Umgebung und des Platzes, den du darin einnimmst. Um Respekt vor der Welt um dich herum und um Respekt vor dir selbst. Ich versuche dich zu öffnen, ich versuche, durch irgendetwas hindurchzustechen, zu sehen, was hinter dem strahlend lachenden Mädchen auf dem Foto steckt und was sich hinter dem ausgemergelten Mädchen vor mir verbirgt, aber du musst Geduld haben, Mo.«

Evert ist streng, aber gerecht. Ich merke, dass ich viel Respekt vor ihm habe. Ich finde es nur schwierig, wenn er nach meiner Familie fragt. Ich will sie dann immer verteidigen und habe ein bisschen das Gefühl, dass er ihnen die Schuld in die Schuhe schiebt. Und vielleicht sind sie auch mitschuldig. Aber das klingt so kindisch in meinen Ohren: »Es ist eure Schuld.« Nein, so will ich es nicht sehen, so ist es auch nicht. Mit Anorexie ist es wie mit so vielen Dingen: Es bricht nicht über dich herein, es schleicht sich leise in dein Leben ein und nimmt überhand. Der eine ist empfänglich dafür und der andere nicht. Ich habe immer schon die Neigung gehabt, entweder gar nicht oder zu viel zu essen. Ich kann kein Maß halten. Das hatte mich erschreckt, und daher hatte ich beschlossen, es sei das Beste, gar nicht zu essen, dann hätte ich alles in der Hand.

Wenn wir in Humpolec sind, bildet unsere Familie eine Einheit. Ich denke, dass ich deshalb den Ort auch so liebe; dort sind wir eine Familie mit Rhythmus und Regelmäßigkeit, und das ist es, was ich brauche, um nicht von einem Extrem ins andere zu fallen. Zu Hause, in Amsterdam, essen wir nie gemeinsam. Das habe ich übrigens so eingeführt. Ich habe abends nach dem Sport immer für mich allein vor dem Fernseher gegessen, so dass niemand meine lächerlich kleinen Mengen sehen würde. Aber auch das ist nicht die eigentliche Ursache. Aber was dann?

Gemeinsam versuchen wir zu ergründen, woher es kommt; wir führen Gespräche über meine Familie, die häusliche Situation. Aber wir merken, dass es fast nicht zu ergründen ist, dass es beinahe keine Antwort auf die Frage nach dem Warum gibt. »Das ist vielleicht auch nicht so von Bedeutung, es geht darum, zu ergründen, wer du bist, was du selbst wirklich meinst und fühlst.« Evert lässt mich oft Musik hören, und dann fragt er, was ich dabei empfinde. Wenn wir gemeinsam durch Friesland fahren, machen wir die Fenster weit auf und drehen die Musik laut. Ich liebe das Gefühl, über den Asphalt zu schweben, immer schneller, das Gefühl der Freiheit, dann scheint mein Herz aus meinem Körper zu springen. Aber eigentlich sagt mir die Musik nichts. Was finde ich nun wirklich schön? Tja, die Natur, aber sonst ... wovon bekomme ich nun eine Gänsehaut? Das ist doch gar nicht möglich durch ein Musikstück. Oder doch?

Sie achten hier nicht wirklich darauf, was ich zu mir nehme, nur darauf, dass ich abends mit ihnen esse. Meinen Teller leer esse und einfach nett mit den anderen zusammen bin. Aber wie kann ich nun nett mit den anderen zusammensitzen und Dimas' wilden Geschichten von der Schule zuhören, wenn ich meine ganze Aufmerksamkeit brauche, um meinen Reis aufzuessen? Evert isst immer mit Stäbchen, das gefällt mir auch sehr gut, so kann ich ganz langsam, beinahe Körnchen für Körnchen den Reis zwischen meine Stäbchen nehmen und ihn wegknabbern. So merke ich fast nicht, dass ich esse. Trotzdem versuche ich auch jetzt noch, so wenig wie möglich zu essen. Die Anorexie beherrscht mich noch immer.

5. Juni

Evert zwingt mich zu nichts und lässt jede Überwindung aus mir selbst kommen, so dass sie wirklich ein Stück von mir ist. Er hilft und warnt, aber ich darf Fehler machen. Er hält mir nur einen Spiegel vor.

Heute haben wir eine Wanderung am Kanal entlang gemacht. Am Ufer mitten im Schilf saß eine verwundete Ente. Evert hob sie auf und nahm sie in seinem Mantel mit. Zu Hause bauten Evert und Dimas einen Kasten für sie, mit Stroh, Brot und Wasser. Ich sah zu und war nicht imstande, etwas zu tun. Ich hätte mich so gern des Tieres angenommen, aber Dimas machte alles schon, was sollte ich also außerdem noch tun. Am nächsten Morgen, nach einem verzweifelten Versuch, mich mit meinen Schulbüchern zu beschäftigen, ging ich nach hinten in den Garten, um zu sehen, wie es der Ente ging. Sie war tot. Ihr Köpfchen hing in einer Art S-Form schlaff neben ihrem Körper herab. Brot und Wasser waren unberührt. »Evert, warum ist sie gestorben?«, fragte ich ihn, als wir das Tierchen begruben. Evert gab mir wieder ein Rätsel auf. Seiner Meinung nach war diese Ente wichtig für mich. »Sie ist als Warnung für dich hierher gekommen, sie hat etwas getan, was du jetzt nicht mehr zu tun brauchst.« Wie konnte die Ente wichtig für mich sein, ich hatte sie nicht einmal aufgehoben oder versorgt, und jetzt war sie tot. Einfach so. Ich dachte viel darüber nach.

Dieser Ort mit seiner Ruhe und Freiheit ist heilsam für mich. Es ist auch gut, dass ich aus meiner alten Umgebung herausgekommen bin, so dass ich nicht mit alten Gefühlen konfrontiert werde. Ich bekomme etwas mehr Kontrolle über mein Tun und Lassen, weil Evert mich lehrt, alles bewusst zu tun. Ich merke es nun selbst, wenn sich etwas Zwanghaftes in mein Handeln mischt. Wir arbeiten am Geistigen in mir, und wenn das richtig ausgeglichen ist, folgt der Körper von selbst. Evert kann aber sehr streng sein. Ich will gern alles richtig machen, aber manchmal verstehe ich ihn nicht. Er erwartet von mir, dass ich meine Sachen aufräume und nichts herumliegen lasse, nicht einfach den Mantel auf den Boden werfe, nicht grob bin oder mit meiner Umgebung respektlos umgehe. Wenn ich in Schuhen hereinkomme, ist das eine Beleidigung für Niken, die den ganzen Tag alles aufräumt und sauber hält. Ich muss lernen, darauf zu achten. Lernen, beim Abwasch zu helfen. Ich beginne zu verstehen: Ich muss mich in das Ganze integrieren und mich nicht in meiner eigenen Welt verschließen. Ich brauche es gar nicht so weit entfernt zu suchen, es geht um die kleinen Dinge, in denen alle Weisheit verborgen ist.

Ich merke, dass ich alles zu schnell will, dass ich keine Geduld habe, auch nicht mit mir selbst. Evert tut es nicht, aber ich selbst achte auf mein Essen, und ich merke, dass ich wieder zwanghaft handele, aber jetzt, um zuzunehmen anstatt abzunehmen. Leider funktioniert es so nicht, denn ich würde alles genauso schnell wieder herunterkriegen, und dann bleibe ich mein Leben lang in einem endlosen Kreislauf von Zunehmen und Abnehmen gefangen. Wenn ich ohne Zwang, langsam von mir aus die Angst vor dem Essen überwinde, kann ich anfangen zuzunehmen. Wie kann ich aber zunehmen, wenn ich eine Heidenangst vor Nahrung mit vielen Kalorien habe? Es geht also sehr langsam, aber Evert zweifelt keinen Augenblick daran, dass es mir gelingen wird, und das gibt mir Vertrauen. Außerdem denke ich, ich muss wirklich für jedes Gramm Fleisch, das hinzukommt, kämpfen, denn dann wird es ein Teil von mir und nicht etwas, das ich wieder loswerden will.

7. Juni

Gestern waren meine Eltern hier, und komischerweise war ich vorher sehr nervös. Es schien, als wären sie Fremde für mich und die Familie hier mein Zuhause. Aber es ging sehr gut, und ich war sofort beruhigt, als Julia mit ihrer lieben Stimme sagte, ich würde sehr gut aussehen. Meine Eltern waren derselben Meinung. Papa fand, dass meine Augen gut aussehen würden, dass sie wieder in diese Welt hineinblickten. Papa hat sein Herz wieder etwas für mich geöffnet; ich sah wieder ein bisschen Hoffnung in seinen Augen, und manchmal fühlte ich einen liebevollen Blick über mich gleiten. In Mamas Augen lag viel Kummer. Aber ich weiß bestimmt, dass wir als Familie dadurch stärker verbunden sein werden. Mama hat das Gefühl, versagt zu haben. Sie findet es sehr schwierig, mich loszulassen, es mich allein machen zu lassen. Aber gerade dadurch, dass sie das Essen so betont, gerate ich in Panik.

Es hat einen schwierigen Augenblick gegeben, als sie mich fragte, ob ich schon gegessen hätte. Ich habe mich gut gehalten und bin nicht aus der Haut gefahren, sondern habe versucht, mich in ihre Lage hineinzudenken, und konnte sie eigentlich schon verstehen. Meiner Meinung nach ist es das Schlimmste, was Eltern passieren kann, dass sie ihr Kind dahinsiechen sehen, ohne etwas dagegen tun zu können, die Ohnmacht, die Verzweiflung. Ich kann fast hören, wie sie sich im Schlafzimmer zuflüstern: »Was haben wir falsch gemacht? Warum, warum tut sie sich das selbst an?«

Ich kann es nicht erklären, aber es musste geschehen, es klingt unheimlich, dass ich das nun so sage, aber ich weiß es einfach.

10. Juni

So ein Bewusstwerdungsprozess ist schmerzhaft. Auf einmal wahrzunehmen, dass sich deine Knochen durch den Po hindurch in den Stuhl bohren. Auf einmal die fragenden Blicke von Leuten auf der Straße zu spüren, die mir nachschauen. Nein, Mo, jetzt siehst du wirklich nicht mehr gut aus, du hast dich selbst ziemlich zugerichtet, du bist absolut kein hübsches Mädchen mehr und deine schönen Sprüche können die Krankheit nicht mehr vertuschen. Es dringt zu mir durch, dass ich fast gestorben wäre und noch immer sterben kann. Alles ist so geschwächt, mein Herz kann versagen. Ich habe Angst, vor allem nachts. Es ist nicht mein Körper, ich scheine mir selbst eine Fremde zu sein. Ich will nicht sterben, ich will leben.

Ich wollte absolut nicht sterben, aber von innen war ich schon gestorben, wie sollte ich dann fühlen, dass ich dabei war zu sterben? Ich hasse mich selbst. Ich bin so unglaublich mager. Manchmal habe ich Angst, dass meine Knochen durch meine Haut hindurchkommen.

Wenn ich in den Spiegel blicke, sehe ich ein kleines Monster mit eingefallenen Wangen, tiefen Augenhöhlen, Schatten unter den Augen und mit Haaren, die kraftlos und strähnig mein Gesicht umgeben. Das Einzige, was in diesem fremden Gesicht wirklich meins ist, sind die Augen. Sonst habe ich alles verloren, meinen ganzen Halt, meine Schönheit, aber vor allem mich selbst. Was für ein Mensch bin ich, dass ich etwas so Schreckliches mit mir selbst anstelle?

11. Juni

Ich lerne viel und verstehe auch das Wesentliche von allem, aber damit umzugehen, es ein Teil meiner selbst werden zu lassen, das ist schwierig. Es ist ein so anderer Lebensstil, so viel langsamer und bewusster. Manchmal macht mich das ganz verrückt. Ich bin es gewohnt, viel zu tun, schnell und flott. Hier geht das nicht. Ich kann über nichts einfach hinwegleben; jedes Gefühl wird ausgelotet, und Evert spürt immer genau, in was für einer Stimmung ich bin. Außerdem kann ich auch noch sehr wenig tun. Nach einem Spaziergang ums Dorf bin ich kaputt und müsste eigentlich ins Bett, aber ich bin zu stolz, um dem nachzugeben, und will weitermachen, bis ich umfalle. Einen Moment innezuhalten, weil mein Körper das braucht, ist unmöglich; wenn ich nichts mache, hasse ich mich selbst und fühle mich schrecklich schwach und nutzlos.

Ich bin einen Nachmittag mit Papa allein gewesen. Ich war gut vorbereitet durch Evert und sah es als etwas sehr Wichtiges an. Alles, was vorher so normal war – mit Papa zusammen sein, mit ihm reden –, ist jetzt etwas, worauf ich beinahe zwei Wochen zulebe. Aber Papa achtet auch auf alles, wie ich in die Welt blicke, wie ich reagiere, und er versucht aus jedem positiven Signal Hoffnung zu schöpfen. Ich wollte ihn so gern überzeugen, ihm sagen, dass er es vielleicht noch nicht sehen würde, aber dass es mir gut ginge, immer besser, dass ich stark würde, ich wollte ihn mitnehmen in die Welt, die sich neu für mich aufgetan hatte, er sollte atemlos vor deren Schönheit und Kraft stehen. »Papa, sieh doch weiter als bis zu meinem mageren Körper, ich sehe alles, ich fühle alles, es geht gut, Papa, glaube mir, es wird gut, ich lüge nicht mehr, ich bemühe mich wirklich!« Ich hatte es herausschreien wollen über das stille Watt, begeistert reden wollen von all dem Mächtigen, das Evert mir zeigte. Ich wollte ihm alles erklären, bis ins kleinste Detail, so dass er fröhlich und voller Vertrauen nach Amsterdam zurückfahren würde. Dass er mich voller Stolz anblicken könnte. Aber stattdessen tat ich etwas ganz Merkwürdiges, ich schwieg, schaute mich um, sprach über die Schafe auf dem Deich, ab und zu erzählte ich ein Beispiel für das, womit ich mich jetzt beschäftigte, aber nur, wenn er danach fragte. Ich tat, was Evert »die Energie klein halten und bündeln« nennt. Er ist überzeugt, dann werde das, was ich sage, die größte Kraft besitzen. Und Evert hatte Recht: Ich bekam, was ich wollte, ohne es zu erzwingen, ein kleines Stück Respekt, ein kleines Stück Vertrauen, ein kleines Stück Papa. Ich habe das Gefühl, dass er sich mir wieder öffnet. Früher habe ich immer gesagt, dass ich zunehmen wolle, aber eigentlich hatte ich eine Heidenangst davor, dass ein Kilo dazukommen könnte. Nun meine ich aus tiefstem Herzen, dass ich zunehmen will, glücklich werden will, meine Familie glücklich machen und wieder ein hübsches Mädchen werden, so dass Papa mich wieder voller Stolz anblicken kann. Ich will, aber ich habe noch immer Angst vor dem Essen, und das macht es schwierig.

Es ist so viel passiert, so viel Schmerzliches, ich habe mein Äußeres verloren, meine Freunde, meine Eltern, ihr Vertrauen – und das Wichtigste: Ich habe das Vertrauen in mich selbst verloren. Wie kann ich mir selbst noch vertrauen, wenn ich jedem ununterbrochen etwas vorgelogen habe und auch noch selbst daran geglaubt habe? Ich habe gesagt, ich hätte zwei Scheiben Schwarzbrot gegessen, aber es war nur ein Bissen gewesen, den Rest hatte ich schnell und geschickt in den Abfalleimer geworfen. Alles, was ich besessen habe, ist verloren gegangen, aufgefressen von der dicken Spinne Anorexie, die ihre Spinnweben in mir immer klebriger und komplizierter gezogen hat. Aber jetzt kann sie nichts mehr gierig verschlingen, es ist nämlich nichts mehr da, nichts mehr, was ihren hungrigen Magen zufrieden stellen könnte. Nein, Spinnenfrau, es ist nichts mehr da, ich bin leer, am Ende. Wenn du doch noch einen Bissen von mir willst, los, Spinnenfrau, aber das ist so kräftig und echt, dass du dich daran verschlucken würdest, friss mich also, ich fordere dich heraus. Ich weiß, dass ich dich besiegen kann, dass ich Nahrung produzieren kann, die bekömmlich für mich, aber giftig für dich ist.

Ich spüre, dass etwas wächst, und niemand sieht es, nur Evert und ich. Ich bin dankbar dafür, vor allem für Evert.

Ehrlich gesagt glaube ich, dass ich ohne ihn nicht mehr leben würde. Ich bin im Augenblick sehr streng mir selbst gegenüber, aber ich kann stolz sein, wenn ich etwas Mutiges getan habe wie heute Mittag, als ich mich selbst gezwungen habe, mit Papa ins Restaurant zu gehen und Reis zu bestellen anstatt nur Salat zu meinem Fisch. Ich habe es getan, um mir selbst etwas zu beweisen, aber auch für Papa, so dass er sehen konnte, dass es mir allmählich besser geht. Wir haben so dies und das geredet, entspannt, für einen Augenblick ohne Sorgen und fast normal wie eben ein Vater mit seiner Tochter. Ich habe fast geglaubt, ich sei wieder gesund und schön. Aber der fragende und mitleidige Blick der Bedienung half mir, wieder aus meinem Traum zurückzukommen, und ich schämte mich vor Papa. Ich wollte mich verstecken, denn ich fühlte mich so hässlich. Ich bin auf die Toilette gegangen, um mir selbst Mut zu machen, und hoffte nur, dass Papa nicht denken würde, ich wollte mich übergeben. Das habe ich nie getan, denn ich finde es ganz fürchterlich.

Trotzdem fühle ich mich im Allgemeinen glücklicher denn je. Ich genieße die kleinen Dinge. Ich versuche zu vergessen, wie ich aussehe, und es funktioniert: Ich fühle mich befreit, befreit von allem Zwang, von mir selber und dem Schönheitsideal. Verrückt, ich fühle mich jetzt sicherer als damals, als ich noch ein hübsches Mädchen war, es aber selbst nicht so empfand.

Den Berg herabrollen geht einfacher als den Berg hinaufklettern. Ich muss Geduld haben, lernen, mich selbst zu lieben, und mir selbst die Zeit gönnen, um gesund zu werden. Ich will sehr gern zurück und meiner Familie die Liebe geben, die ich nie habe geben können, die Dinge, die ich hier lerne, mit ihnen teilen, aber es geht noch nicht. Wenn ich jetzt betrachte, wie ich gewesen bin, will ich das niemals zurückhaben. Ich war so egoistisch; die Welt drehte sich nur um mich, und jetzt ist es Zeit für mich, dass ich mich um die

Welt drehe. Es ist wirklich eine Erleichterung, dies alles von mir abzuwerfen, loszulassen und das Vertrauen wachsen zu lassen in die, die ich selbst bin. Nicht das zu sein, was die Umgebung will, nicht das, was man erwartet, nicht das, wozu ich mich selbst zu sein zwinge, nein, schlicht und einfach zu tun, was ich fühle.

13. Juni

Oh, wie dumm, ich habe wieder zu früh gejubelt. Ich habe es noch lange nicht geschafft. Warum bin ich nur so schwach. Warum ist die Anorexie stärker als ich? Ich dachte, es ginge gut. Und Evert zufolge ging es mit dem Essen in eine gute Richtung, aber ich habe einen großen Fehler gemacht und deshalb auch wieder abgenommen. Alles, was ich aß, führte ich mit Leinsamen wieder ab; in meinen Augen war das die normalste Sache der Welt. Evert wies mich darauf hin, dass es sinnlos sei, wenn ich das täte, und dass ich sofort weggehen könne, wenn ich mich nicht an meine Vorsätze hielte. Ich erschrak sehr. Das hatte ich nicht erwartet. Spielte ich denn noch immer meine Spielchen? Ich fasste einen Entschluss: Leinsamen rühre ich nie wieder an. Dann gehe ich eben nicht auf die Toilette, dann halte ich einfach alles fest und bekomme einen dicken Bauch. Es kann mir doch egal sein, denn ich will normal werden und würde alles dafür tun.

Evert hat mich gelehrt, nicht lange böse auf mich zu sein, aus meinen Fehlern zu lernen und mir selbst zu vergeben. Das habe ich auch gemacht. Er ist nur einen Moment böse geworden, um mir zu zeigen, wo die Grenzen sind, aber er wusste, dass ich dadurch wieder ein Stück weiter kommen würde.

14. Juni

Aber heute war ein sehr guter Tag. Ich bin ehrlicher mir selbst gegenüber, wage mehr zu genießen und merke, dass ich durch die Ereignisse von gestern stärker geworden bin, mehr Disziplin habe.

Ich mache jetzt etwas ganz Unheimliches: Ich nehme Astronautennahrung zu mir. Evert riet mir dazu, um den Prozess zu beschleunigen, um Muskelmasse zu entwickeln. Jetzt wird es wirklich Ernst, ich kann es jetzt nicht mehr damit genug sein lassen, dass ich sage, ich will zunehmen, es geschieht jetzt einfach, ohne dass ich selbst die Kontrolle darüber habe. Auf diese Art habe ich auch nicht das Gefühl, dass ich mich vollstopfen muss – mein Magen ist nämlich noch sehr klein –, und kann daher etwas ruhiger sein.

Ich war heute mit Mama und Evert bei Baba, einem ayurvedischen Arzt. Ich bin früher schon dort gewesen. Ich habe immer ein bisschen Angst davor, zu ihm zu gehen, er ist sehr direkt und streng. Aber diesmal war er sehr positiv. Er sagte, ich hätte geistig die Entscheidung getroffen, am Leben zu bleiben. Ich sei wieder einigermaßen unter den Lebenden. Ich hätte zwar den Willen, aber jeder Tag würde spannend sein, und ich würde kämpfen müssen, nicht für ihn oder die Zustimmung meiner Umgebung, sondern nur für mich selbst. Er blickte mich lange an und sagte, er wolle mich zu sich nehmen, so dass ich nicht würde wegfliegen können – was immer ich auch täte, wie viel Angst ich auch hätte, ich würde mit ihm verbunden sein und er würde mir Kraft geben.

Jetzt, wo ich meine Mutter höchstens einmal in der Woche sehe, betrachte ich sie mit ganz anderen Augen. Es ist, als könnte ich mich in sie hineinversetzen, als würde ich für einen Augenblick in sie hineinkriechen. Ich merke, dass Mama es sehr schwer hat. Alles muss sie ertragen: Papa, Julia, mich, und nun geht es Oma auch noch schlecht. Ich mache mir Sorgen um sie, aber ich kann nicht richtig beurteilen, wie es ihr geht. Mama hält es für richtiger, wenn ich

Oma vorläufig noch nicht besuche. Sie würde zu sehr erschrecken. Oma selbst will es auch noch nicht: Sie fürchtet, es würde eine zu starke Konfrontation mit dem Tod sein, dafür ist sie noch nicht stark genug und ich übrigens auch nicht, aber wenn die Zeit reif ist, werden wir beide viel davon haben.

Ich bin sehr müde, müde von all den Emotionen, aber zugleich fühle ich mich stärker denn je.

Ich werde ganz niedergeschlagen, wenn ich merke, dass ich immer noch zu wenig esse und auch wenig essen will. Dann sehe ich ein ausgemergeltes Gesicht im Spiegel, während ich doch auf ein schönes, rundes Gesicht mit fröhlichen Augen gehofft hatte. In solchen Augenblicken fühle ich mich schuldig gegenüber mir selbst, aber vor allem gegenüber meiner Umgebung, dann empfinde ich mich als Lügnerin. Ich stelle hohe Ansprüche an mich selbst und will alle Merkmale der Anorexie verbannen. Die unbewusste Wahl von Gemüse und Obst anstelle von Reis und Getreide. Nie meinen Teller leer essen, kleine Bissen nehmen – ich knabbere wie ein Nagetier an allem herum. Am liebsten esse ich aus dem Topf, so dass ich die Essensmenge auf meinem Teller nicht zu sehen brauche. Das Ablecken meiner Finger, weil ich eigentlich noch fürchterlichen Hunger habe, mich aber nie traue, genug zu essen. Über alles Ingwer oder Zitronensaft schütten, viel trinken und das Essen so lange wie möglich hinausschieben. Es ist schwierig, sich all diese Angewohnheiten auszutreiben, auch weil ich sie nicht immer sehe; sie sind derart ein Teil von mir geworden, dass es mühsam ist zu unterscheiden, was ich bin, was mein Wille ist und was der Wille der Anorexie. Aber Evert ist immer da, um mich darauf hinzuweisen. »Moïra, nimm mal mehr Quark zu deinem Müsli.« »Warum mischst du deine Milch mit Wasser?« »Pass auf, du bekommst ein ganz saures Gesicht von all dem Zitronensaft.«

20. Juni

Ich wage wieder in den Spiegel zu blicken, mich selbst wieder zu berühren, wage wieder, mich selbst, meine Knochen, meine abscheuliche Magerkeit zu lieben. So ganz allmählich bekomme ich mich selbst wieder in den Griff, und ich bin dankbar für einen Körper, der so stark ist und noch immer funktioniert und jetzt die Gelegenheit wahrnimmt, ganz langsam wieder gesund zu werden. Es ist wunderbar zu sehen, wie meine Adern schwellen und die Durchblutung wieder in Gang kommt. Meine Muskeln treten wieder in Erscheinung; manchmal sehe ich fast aus wie einer von diesen scheußlichen Bodybuildern mit aufgepumpten Muskeln und zum Zerreißen gespannter Haut drum herum. Meine Augen strahlen, es lebt alles wieder. Ich bemühe mich, meinen Leib liebevoll zu behandeln, und sehe mich selbst ein bisschen wie ein Baby an, das viel Liebe und Umhüllung braucht.

So heftig, wie ich meinen Speck und meine Fülle gehasst habe, so sehr sehne ich mich jetzt nach all diesen runden, weiblichen Formen. Ich fühle mich in gewisser Weise wie ein Mann, und ich flehe meinen Körper, meinen Geist an, schnell gesund zu werden, obwohl ich das Tempo selbst in der Hand habe, denn schließlich bin ich diejenige, die bestimmt, was und wie viel ich esse. Es ist schwierig, das richtige Maß zu finden, es einfach dazugehören zu lassen und nicht immer nachzusehen, wie spät es ist, weil ich mir nur erlaube, dreimal am Tag zu genau derselben Zeit etwas zu essen. Es scheint aber so etwas wie Ruhe und Rhythmus zu entstehen. Nur zeigt die Waage noch immer kein Gramm mehr an. Dadurch fange ich manchmal an zu zweifeln.

Viele meiner alten Verhaltensmuster sind verschwunden, aber ja, das ist auch selbstverständlich, wenn man mit den ›Reibungspunkten‹ nicht mehr in Berührung kommt. Warum sollte ich mit meiner Mutter konkurrieren, wenn sie doch nicht da ist? Wie sollte ich mein Leben mit Dingen füllen, um nur irgendetwas zu tun und nicht mehr zu fühlen, wo ich doch gar keinen Terminplan habe? Welche größeren Leistungen sollte ich noch vollbringen als die, am Leben zu bleiben und zu kämpfen? Welche Unsicherheit gegenüber meinen Klassenkameraden oder welches Unverständnis sollte ich noch fühlen müssen, wenn ich nicht zur Schule gehe? Alles hier ist anders als zu Hause, das macht mich auch unsicher, vor allem, weil viele Anorexieangewohnheiten eben doch noch vorhanden sind.

Jeden Tag treffe ich neue Vereinbarungen mit mir selbst und versuche, mich daran zu halten, keine Spielchen mehr mit mir oder mit meiner Umgebung zu spielen. Das gelingt so nach und nach. Ich habe es schließlich selbst in der Hand. Zu Anfang ängstigte es mich, dass ich es wirklich allein tun muss, dass ich nicht einem anderen die Schuld oder die Verantwortung zuschieben kann, wenn ich nicht gegessen habe. Aber jetzt verleiht es mir Mut und ich schöpfe Kraft daraus. Ich muss versuchen, ein Gleichgewicht zu finden, das ein Teil von mir wird. Nicht in Übertreibungen verfallen. Mich nicht an das eine klammern und das andere über Bord werfen. »Nicht das eine tun und das andere lassen«, sagt Evert. Aber was meint er denn genau damit, ich muss immer so lange über seine Worte nachdenken, bis ich sie richtig verstehe. Ich muss an so vieles zugleich denken, so viele neue Dinge, die so ungewohnt für mich sind – und es klingt alles so einfach. Mir selbst und meiner Umgebung bewusst sein, Respekt vor der Welt und vor mir selbst haben, meine Energie bündeln, mich selbst nicht für dumm verkaufen und so »echt wie möglich« sein. Aber woher weiß ich nun, ob ich echt bin oder nicht; ich weiß, dass ich atme, dass ich esse, dass ich spreche. Aber wann bin ich denn wirklich ich selbst? Evert sagt, ich sei sehr nahe an meiner eigenen Energie, wenn ich kreativ bin, wenn ich zeichne, male oder schreibe, und auch, wenn ich in der Natur bin. Aber sobald ich mit Menschen umgehe, macht es den Eindruck, als würde ich ganz anders und viel verkrampfter werden, als würde ich mich selbst blockieren, weil ich einen guten Eindruck machen will. Aber das ist leicht gesagt, denn wie sehr ich mich auch anstrenge, einen guten Eindruck kann ich doch nicht mehr machen, so schöne Worte ich auch benutzen mag, die Leute sehen ein ausgemergeltes, krankes Mädchen vor sich. Na, Pech, es kann mir wirklich im Moment egal sein. Die Suche nach Maß und Gleichgewicht beim Essen vergleiche ich mit der Suche nach Maß und Gleichgewicht im Leben und in mir selber. Denn solange ich nicht im Gleichgewicht bin, nützen mir meine Fähigkeiten nichts.

22. Juni

Ich bin auf dem rechten Weg, hat Baba zu mir gesagt, und das hat mich beruhigt. Ich war gestern bei ihm; ich gehe jede Woche einmal zur Kontrolle zu ihm. Ich musste mich auf die Waage stellen, wovor es mir immer sehr graut. Aber diesmal stellte ich mich voller Vertrauen darauf; ich hatte nichts zu befürchten, ich hatte gut gegessen. Baba sah mich mit strahlendem Lächeln an: Ich hatte zweihundert Gramm zugenommen! Zum ersten Mal zugenommen! Unglaublich, was für eine Freude das bereitete. Es war nur so wenig, und ich weiß, dass das Gewicht nicht das Wichtigste ist, aber dies war für mich und für meine Umgebung eine Bestätigung, dass es besser geht, ein Ergebnis meines Kampfes. Ich will alles zu schnell, aber Evert sagt, dass wir nicht am Keim ziehen sollen, sonst bricht der Stängel ab.

Papa und Mama halten sich auch daran. Es wird nicht mehr dauernd auf dem Gewicht und auf dem Essen herumgeritten, und es entsteht Ruhe, eine Atmosphäre des Vertrauens, das bedeutet Aufatmen. Auch für den Fall, dass ich eine Woche lang nicht zunehmen würde – sie spüren auch ohne physische Beweise, dass es mir besser geht, und das macht mir Mut. Ich liebe sie sehr; ich will sie nicht idealisieren, aber auch nicht an ihnen herumkritisieren. Es ist so einfach, alles auf deine Jugend und deine Erziehung zu schieben und deinen Eltern die Schuld und alle Verantwortung anzulasten.

28. Juni

Manchmal kann ich wütend werden, und alles tut so weh.

Gestern Abend hatte ich ein eindringliches Gespräch mit Evert. Er hat mir ordentlich die Meinung gesagt. Ich war nicht ehrlich gewesen, ihm gegenüber und auch mir selbst gegenüber. Ich hatte zu viele Zitronen gegessen, bewusst oder unbewusst, das ist im Moment gleichgültig. Es ging eigentlich gar nicht um die Zitronen, aber worum dann? Ich begriff es nicht. Gerade wenn ich denke, dass es gut geht, wenn ich wieder ein bisschen Mut fasse, kommt er wieder mit irgendetwas an. Ich war ganz durcheinander und auch böse, böse auf Evert, weil ich gern eine Bestätigung von ihm wollte, dass es gut geht, und eigentlich hatte ich auch fest damit gerechnet, dass ich sie von ihm bekommen würde. Zum ersten Mal verstand ich Evert nicht und spürte nicht, was er meinte. Als er mir eine gute Nacht wünschte, war ich böse und hatte das Gefühl, von ihm im Stich gelassen zu werden. Aber danach war ich auch wütend auf mich selbst und fing an zu zweifeln, an mir selbst zu zweifeln. Ich führte wieder alles aufs Essen zurück und aß sehr viel, um mich selbst zu beruhigen. Das tröstete mich etwas. Ich versuchte den Tag noch einmal vor mir ablaufen zu lassen: Wo ist es schiefgegangen? Mit dem Essen, aber vor allem mit meinem Inneren – wann geriet ich aus dem Gleichgewicht? Ich durchschaute es nicht. Traurig beschloss ich, es loszulassen, aber ich konnte nicht vermeiden, dass es mir die ganze Nacht durch den Kopf ging. Meine Gedanken und Empfindungen passten nicht mit denen von Evert zusammen. Es war ein unangenehmes Gefühl.

Heute Morgen traf ich Evert in der Küche, und es kam kein Kontakt zustande. Das machte mich unsicher. Ich bettelte um seine Zuwendung und Liebe. Er war in sich gekehrt; ich auch. Später, nachdem ich in seiner Gegenwart besonders üppig gefrühstückt hatte, kam er in mein Zimmer und hielt mir einen Spiegel vor. Er sagte, ich könne es nicht allein und müsse vor allem begreifen, dass ich korrekt mit meinen Gefühlen umgehen müsse. Das tat weh, und ich spürte, wie ich wieder in mich zusammenkroch, wie ich klein wurde. Aber es entstand endlich Klarheit, und durch alle gekränkten Gefühle hindurch erkannte ich, was gestern schiefgegangen war. Plötzlich verstand ich, was Evert wirklich meinte.

Es ist gestern schiefgegangen, weil ich den Weg nicht mehr bewusst gegangen bin und über alles hinweggehen wollte, zu schnell den Gipfel erreichen wollte. Ich war arrogant, meinte, es allein zu können, und schloss Evert von meinen Gefühlen aus. Ich stellte mich selbst auf einen Sockel, und gerade dann, wenn man denkt, dass es gut geht mit einem, vernachlässigt man seine Gefühle und rutscht den Berg wieder hinunter. Meine Energie klein halten, das Gleichgewicht finden, Respekt haben, das sind die Schlüsselworte. Ich brauche Evert nun einmal, wie gern ich auch alles allein schaffen möchte, weil ich das immer so gemacht habe. Und irgendwie spürte ich auch, dass es nicht in Ordnung war, dass mein Ego mir wieder zu schaffen machte und dass ich mich gegenüber Everts Spiegelungen verschloss, indem ich meinte, es allein gut hinzubekommen. Aber wenn es wirklich gut ging, warum wollte ich dann eine Bestätigung von Evert?

Darin liegt für mich die Gefahr: Wenn ich zu viel Bestätigung von außen bekomme oder suche, kann ich nicht mehr selbst fühlen, wie es wirklich ist. Dann denke ich nur, dass es ausgezeichnet geht, und bin mir meiner Taten nicht mehr bewusst, werde nonchalant, dann rutsche ich ab, und das ist ein Jammer, weil es so viel Mühe kostet, auf den Berg zu klettern. Ich muss in aller Ruhe meinen Weg gehen, nicht über irgendwelche Gefühle wegsteigen wollen und mit Respekt und Ehrlichkeit weiterhin die kleinen Blumen sehen wollen und über die Steine auf dem Weg stolpern. Manchmal gleitet so ein Stein ein Stück hinab, und manchmal auch ich, aber das ist nicht schlimm. Ich darf blaue Flecken behalten, wenn ich nur versuche zu begreifen, wozu es dient, versuche, die Lehre, die ich daraus ziehen kann, zu erfühlen und ihren Wert zu schätzen. Dann kann ich dadurch nur wachsen.

29. Juni

Manchmal werde ich so müde von diesem Stolpern und Wiederaufstehen, dann würde ich am liebsten liegen bleiben. Allerdings bekomme ich immer mehr Kraft, mich doch wieder aufzurappeln und weiterzukämpfen, mir jedes Mal wieder zu verzeihen, meine eigene Schwäche zu sehen und zwar gegen sie zu kämpfen, sie aber auch zu respektieren.

Oh, es sind so weise Worte, sie aber in die Wirklichkeit umzusetzen ist schwierig. Ich will so gern, und dann verderbe ich wieder alles. Es sind oft kleine, in meinen Augen unwichtige Dinge.

»Nicht nur das Ergebnis zählt, Moïra, der Weg dorthin ist mindestens ebenso wichtig.« Nicht oft genug kann ich Everts Stimme dies sagen hören. Ich lerne so viel, frage mich aber, ob ich das alles wert bin, wenn ich mich selbst nicht einmal bei den normalsten Dingen in der Hand habe. Dann bin ich unsicher, vor allem, wenn Evert mir nicht die Bestätigung gibt, nach der ich suche. Evert ist für mich beinahe ein Gott. Für mich ist alles, was er sagt, wahr, und wenn er zurückhaltend ist, fühle ich mich wirklich sehr einsam. Wenn sogar meine eigene Hoffnung auf Heilung nicht mehr daran glaubt, dann denke ich manchmal: Wozu dies alles, was bist du denn wert? Eine arme Anorexiekranke, wer würde dich wirklich vermissen, wen hast du nun wirklich geliebt? Es würde nicht einmal auffallen, wenn du ein Ende machtest. Wer würde dich wirklich vermissen?

Ich finde es sehr schwierig, richtigen Kontakt zu Niken zu bekommen. Sie ist sehr nett, aber ihre Kultur ist so anders, die kenne ich nicht. Ich versuche, mich anzupassen, aber ich mache wohl eine ganze Menge falsch. Ganz selten einmal zeigt sie für einen Augenblick etwas von sich selbst und sagt ganz vorsichtig, was sie von einer Sache hält. Ich merke, dass sie auf neugierige Fragen zu ihrer Kultur doch zu erzählen beginnt über die Zeit, als sie noch in Indonesien wohnten, und ich höre viel Heimweh aus ihrer Stimme heraus. Niken widmet ihr ganzes Leben Dimas, Evert, dem Haus und dem Essen. Sie tut es voller Liebe und steht stundenlang in der Küche. Ich helfe ihr fast immer, weil es mir Spaß macht. Sie lehrt mich vieles und ist sehr akkurat. Alles in der Küche hat seinen Platz, jedes Messer eine eigene Funktion, und ich merke, dass ich sie ab und zu verrückt mache, wenn ich beispielsweise das Fleischmesser benutze, um Gemüse zu schneiden, den Kühlschrank zu lange offen lasse, nicht sorgfältig abgewaschen oder den Fußboden nachlässig gefegt habe. Es bereitet ihr Sorgen, dass ich nicht kochen oder bügeln und nicht für mich selbst sorgen kann. Sie musste schon mit neun Jahren den ganzen Haushalt führen. Nun weiß ich zwar, dass ihre Kultur sich ziemlich von unserer unterscheidet, aber sie hat schon Recht: Ich war es gewohnt, dass die Au-pair-Mädchen alles hinter mir aufräumten, und jetzt muss ich es selbst machen.

Sie essen hier mit Respekt und Aufmerksamkeit – es ist beinahe ein Ritual. Man darf auch nicht vorher probieren oder seinen Teller nicht ganz leer essen, das würde die Göttin des Essens ungünstig stimmen. Dimas kennt alle diese Regeln und spricht mich darauf an, wenn ich etwas nicht richtig mache. Manchmal fällt es mir schwer, von so einem kleinen Kerl zurechtgewiesen zu werden, aber er hat Recht. Ich vertrage mich immer besser mit ihm und gebe mir Mühe, mich in ihn hineinzuversetzen, indem ich mit ihm zeichne oder Fußball spiele. Das kostet viel Energie und ich finde es immer noch schwierig, mich ganz auf ihn einzustellen. Er wiederum hat es sehr schwer damit, dass ich so viel Zuwendung von Evert bekomme. Er sieht seinen Vater wenig, und wenn Evert dann zu Hause ist, beschäftigt er sich mit mir. Ich kann mir sehr gut vorstellen, wie Dimas sich fühlt. Ich habe die Au-pair-Mädchen auch immer als Eindringlinge in unsere Familie betrachtet.

Heute Abend habe ich Fotos machen lassen, so dass andere später sehen können, wie ich mich aus einem hübschen Mädchen in ein Skelett verwandelt habe, um sie zu warnen, wie schnell man die Kontrolle verlieren kann. Es war eine merkwürdige und sehr intensive Erfahrung. Ich stand in der Unterwäsche vor einer weißen Wand, und komischerweise war ich ganz ruhig. Ich schämte mich nicht, war nicht unsicher, aber auch nicht stolz darauf. Ich war einfach die, die ich war, an einem vorübergehenden Aufenthaltsort, in meinem derzeitigen ›Fahrzeug‹. Evert hat die Fotos gemacht. Zum ersten Mal brauchte ich nicht so schön wie möglich auf einem Foto zu sein, es sollte zur Abschreckung dienen. Plötzlich schien es, als schwebte ich aus meinem Körper heraus und sähe mich selbst stehen, umgeben von einer gewaltigen Stille und Ruhe.

30. Juni

Die Ruhe und Geselligkeit in Dronrijp sind sehr deutlich zu spüren. Die Häuser sind klein und haben sorgfältig gepflegte Gärten. Das Leben ist hier ganz normal, wie es sich gehört. Die Kinder gehen in die Dorfschule und kommen zwischendurch mittags nach Hause, um zu essen; dann duftet das ganze Dorf nach gedünstetem Fleisch und Kartoffeln mit Soße. Das könnte ich noch nicht wieder essen. Vater arbeitet, Mutter ist zu Hause, alles hat einen festen Rhythmus. Der Ort ist klein und übersichtlich, jeder kennt jeden, aber das ist keineswegs unangenehm oder spießig. Die Menschen sind offen, auch gegenüber einem so fremden Wesen, wie ich es bin. Allmählich bekomme ich Kontakt. Zuerst habe ich mich zu sehr geschämt, aber jetzt, wo ich offener bin, kommen sie einfach auf mich zu, um ein paar Worte mit mir zu wechseln.

Heute Morgen, als ich in einem Fischerboot saß und zeichnete, kam ein Radfahrer an, ein alter Mann mit dem Gesicht eines Menschen, der schon viel erlebt hat, braun und wettergegerbt. Er stieg ab und ich grüßte ihn höflich. Es stellte sich heraus, dass ich in seinem Fischerboot saß. Nicht dass er das schlimm gefunden hätte, im Gegenteil. Jetzt konnte er mir voller Stolz seine Netze zeigen, die an beiden Seiten des Bootes ausgebracht waren. Er zog sie aus dem Wasser, und die Aale, die sich darin wanden, bespritzten mich mit Wasser. Der Mann erzählte, wie herrlich sie schmeckten, wenn sie geräuchert waren. Das konnte ich mir bei diesen langen, glibberigen Tieren gar nicht vorstellen. Zu Hause hatte er eine große Tonne, in der er sie räucherte. Er warf die Netze wieder aus und packte die inzwischen erstickten Fische in Plastiktüten. Dann stieg er mit seinen hohen Stiefeln aus dem Boot, grüßte höflich und radelte davon. So scheint hier jeder seine Beschäftigung zu haben.

Später, als ich Evert von meiner Begegnung mit dem Fischer erzählte, sagte er mir, dies sei eines der wichtigsten Dinge gewesen, die ich bis jetzt getan hätte. Ich fragte ihn, warum. »Liebe Mo, du hast zum ersten Mal Kontakt zu einem Menschen, mit der Außenwelt gesucht. Du bist bisher in deiner eigenen kleinen Welt eingeschlossen gewesen. Du hast die Natur um dich herum gesehen, aber keine Menschen. Im Moment bin ich vielleicht die einzige Person, die wirklich Kontakt zu dir hat. Aber weißt du eigentlich, dass ich nicht der einzige nette Mensch auf der Welt bin, nicht der einzige Ratgeber, dein einziger Kumpel und Spiegel? Wirklich, die Welt ist voller netter Menschen, und es ist so wichtig, dass du sie auch für wichtig hältst, sie nicht als kleine, störende Fliegen auf deinem Weg zum ›großen Ziel‹ betrachtest. Mo, ich will dich nicht enttäuschen, aber vielleicht gibt es nichts Größeres und Spirituelleres als ein normales Gespräch mit jemandem. Das ganze All existiert um uns herum, in uns. In dem allerkleinsten Blütenkelch, in dem Lächeln eines spielenden Kindes. Das sind wertvolle Dinge. Du musst lernen, sie zu sehen und auf das zu horchen, was sie dir sagen wollen. Wenn du blind über alles hinwegrennst, wirst du niemals finden, was für dich bereitliegt.«

Endlich ist ein Ergebnis meines Kampfes an meinem Körper zu sehen, langsam bekomme ich mehr Substanz, mehr Umhüllung. Es geschieht ganz allmählich, aber es geschieht. Ich empfinde sowohl Dankbarkeit als auch Panik: Angst vor dem Fett, Angst, dass ich jetzt immer weiter zunehme. Aber ich zwinge mich selbst dazu, sachlich und nüchtern zu bleiben, mich mit meinen eigenen Augen zu sehen und nicht mit denen meiner Anorexie, meine Angst zu beherrschen und vor allem weiterzumachen. Und es gelingt: Ich blicke mich selbst an und sehe, wie ich langsam wieder Rundungen bekomme. Das macht mich glücklich. Die Panik überfällt mich phasenweise, meistens komme ich gegen sie an, manchmal nicht. Dann esse ich einen Tag lang wieder sehr wenig, um die Kontrolle wiederzubekommen, aber am Tag darauf fühle ich mich sehr schuldig und esse besonders viel.

Ich lasse die Panik zu und versuche, Verständnis dafür aufzubringen, aber ich will mich ihr absolut nicht überlassen. Manchmal kann ich stundenlang vor dem Spiegel stehen, meinen Bauch einziehen und verzweifelt feststellen, dass ich nicht mehr alle meine Knochen zählen kann. Dann habe ich das Gefühl, ich bin dick wie ein Schwein, falle vor dem Spiegel auf den Boden und lasse meinen Tränen freien Lauf, Tränen aus Ekel vor mir selbst. Aber ich weigere mich, in alte Muster zurückzufallen. Essen ist lecker, Essen ist gut für mich und ich darf es genießen. Ich mache weiter, ich will weitermachen – gerade jetzt.

1. Juli

Heute Morgen wurde ich wieder mit der alten Moïra konfrontiert: Pläne machen und alles außerhalb meiner selbst suchen. Ich kam wieder mit meiner eigenen Leere in Berührung. Ab und zu scheint die Welt nicht bis zu mir durchzudringen. Dann schwebe ich, sagt Evert, und jetzt, wo ich darüber nachdenke, erkenne ich es selbst. Manchmal steige ich auch aus meinem eigenen Körper heraus und sehe mich wie eine Art Roboter laufen.

2. Juli

Heute Morgen ging ich in aller Frühe am Wasser entlang und den schmalen Weg zur Bäuerin. Alles war grün und frisch. In den Kelchen der Seerosen und der gelben Dotterblumen lagen große Wassertropfen, die wie Perlen glänzten. Es war bewölkt, aber warm und der Erdboden dampfte. Weiße Lämmer zuckelten über die Weide. Ich setzte mich für einen Augenblick ins Gras, um nachzudenken; ich fühlte mich glücklich.

Gestern war ich mit Mama bei Baba. Die Hinreise war mühsam. Ich war niedergeschlagen nach einem Gespräch mit Evert. Er war alles andere als positiv: Ich sei aus dem

Gleichgewicht und hielte mich nicht an meine Vorsätze. Es macht mich noch immer unsicher, wenn Evert etwas Negatives sagt. Er ist mein Alles. Ich liebe ihn sehr und respektiere ihn, aber manchmal macht er mich wirklich verrückt. Er ist so genau, so ordentlich, man bekommt schon eine Moralpredigt, wenn man nur einen Krümel liegen lässt. Dann neige ich dazu, mit dem Ganzen aufzuhören, nach Hause zu gehen. Dann sehe ich den Nutzen von all dem nicht mehr.

Außerdem war mir schlecht. Ich hatte mich nachts mit allem Möglichen vollgestopft, um heute etwas mehr auf die Waage zu bringen. Evert zufolge war das nicht richtig. Ich hätte kein Vertrauen zu mir selbst, denn ich hatte die ganze Woche gut gegessen.

Mama war müde und nervös und insgesamt gingen wir etwas bedrückt zu Baba. Anfangs verstrickten wir uns in lauter Missverständnisse. Alles, was sie sagte, nahm ich als Angriff auf, und ich begann mich zu verteidigen. Ich weiß nicht, was mit Mama und mir los ist, dass wir alles, was der andere sagt, verdrehen, und die Folge ist eine ganze Flut von Angriffen, Verteidigungen, Beleidigungen und Unverständnis. »Du verstehst mich ja doch nicht, Mama«, will ich schreien, »und das wirst du auch nie. Als ob du auch Anorexie gehabt hättest. Lass mich in Ruhe.« Und danach: »Entschuldige, Mama, ich wollte dich nicht verletzen. Ich sehe, wie du mich zu verstehen versuchst, wie du mir helfen willst, deine Verzweiflung, Einsamkeit und die Hölle, die du durchmachst. Ich will dir helfen, aber ich kann nicht, ich kann mich auf nichts anderes konzentrieren als auf mich selbst und mein Gesundwerden. Entschuldige, Mama, dass ich dich so im Stich lasse.«

Sechshundert Gramm zugenommen! Wieder erklang der Jubelruf von Baba. Ich konnte es nicht glauben, Tränen des Glücks schossen mir in die Augen, und auch Mama musste weinen. Siehst du wohl, ich kann es! Ich war stolz, endlich konnte ich Evert zeigen, dass er nicht immer Recht hatte; ich konnte es allein, zwar mit Hilfe und Unterstützung, aber schließlich war ich diejenige, die es in der Hand hatte. Baba war auch stolz, er sagte es nicht ausdrücklich, aber ich konnte es an seinen Augen sehen. Ich empfinde viel Wärme für diesen Mann. Er ist wirklich rein, seine Augen strahlen Weisheit und Kraft aus, er ist eine Quelle von Energie und Aufrichtigkeit. Als ich vor vier Wochen dem Tode nahe war, hat er mich ganz in seine Obhut genommen, sonst wäre ich wahrscheinlich gestorben. Nun bekomme ich meinen Geist, mich selbst wieder zurück. Baba bleibt zwar noch bei mir, aber meine physische Lebenskraft ist jetzt wieder vorhanden, die Gefahr, dass ich sterbe, ist nun endgültig vorbei. Er kann mich wieder mir selbst überlassen. Er und Evert bleiben bei mir, betrachten mich aber von einem gewissen Abstand aus. Sie sind immer da, aber es ist jetzt meine Sache, sie können nichts mehr tun, außer mir ab und zu einen Spiegel vorzuhalten, wenn ich wieder zu weit fortgleite. Es ist unheimlich, und ich komme mir ein bisschen verlassen vor. Ich habe mich in der Obhut dieser beiden Männer sehr sicher und beschützt gefühlt.

Als ein Lamm an meiner Hand leckte, kam ich wieder in die Gegenwart zurück. Ich seufzte tief auf und lief weiter zur Bäuerin. Ich kam gerade rechtzeitig zum Kaffee, aber zuerst erzählte sie mir von den Blumen in ihrem Garten, von den Lupinen, den Rosen und ihrem Gemüsegarten. Alles war schön und gepflegt; auf der aufgelockerten, dunklen Erde war kein Hälmchen Unkraut zu entdecken. Dadurch fiel das Grün des Gemüses besonders auf. Es war sehr friedlich, und wir gingen zur sonnenüberfluteten, von Blumen umgebenen Terrasse. Dort saß bereits der Bauer. Sie boten mir Kuchen an. Ich sagte, dass ich allergisch gegen Zucker sei, und bekam dann einen Zwieback mit Erdbeeren. Das war sehr lieb, aber ich konnte mich nicht dazu zwingen, den mit Butter bestrichenen Zwieback aufzuessen, und geriet in Panik. Schließlich habe ich mit besonders viel Hingabe nur die Erdbeeren gegessen. Die Bäuerin verstand mich glücklicherweise, als ich sagte, ich hätte keinen Appetit auf den Zwieback, fände die Erdbeeren aber sehr lecker. Ich fühlte mich schuldig und sehr dumm, aber diese Butter, so viel Fett, ich konnte es einfach nicht. Die Bäuerin ging in die Küche, um noch ein paar Erdbeeren zu holen. »Sie sind ganz frisch, heute Morgen gepflückt«, sagte sie voller Stolz.

Wir unterhielten uns gemütlich mit dem Bauern über das Land und das Vieh und über unsere gemeinsame Liebe zu Tieren. Ab und zu wechselten sie ins Friesische, wenn es um die Dinge des täglichen Lebens ging. Ich genoss es in vollen Zügen. Später, als der Bauer wieder an die Arbeit ging, sprach ich mit der Bäuerin über meine Anorexie und zeigte ihr einige meiner Zeichnungen. Sie fand sie sehr schön und ich beschloss, auch eine für sie zu machen. Sie erzählte von früher, von ihren Kindern und ihrem behinderten Sohn. Auch ihr war es eine ganze Zeit lang sehr schlecht gegangen. Das war nach dem Krieg; sie hatte viel mitgemacht. Irgendwann wusste sie nicht mehr, wie es weitergehen sollte mit fünf Kindern und zu wenig Geld. Sie lag monatelang im Bett und wurde depressiv. Aber dadurch, dass sie begann, im Garten zu arbeiten, als sie dafür sorgte, dass etwas Schönes wachsen konnte, ist sie gesund geworden. Ganz allmählich wurde sie durch ihren großen Garten wieder fröhlich.

Meine Fotos sind inzwischen fertig. Ich wusste nicht, dass es so schlimm war, die Fotos waren wirklich schockierend. Es tut weh.

3. Juli

Heute war ein sehr wichtiger Tag: Ich würde zu Oma gehen. Seltsamerweise war ich nicht wirklich nervös. Ich freute mich darauf, ich hatte Oma schon so lange nicht mehr gesehen. Ich bin ein Teil von ihrem und sie ist ein Teil von meinem Leben; ich bin so oft in Friesland gewesen, alle meine Kinderkrankheiten habe ich dort durchgemacht. Und als das weiße Häuschen in Sicht kam, sah ich in meiner Vorstellung Oma wieder im Garten, eifrig beim Erdbeeren- und Johannisbeerenpflücken, um Saft daraus zu machen, sah Opa mit der Hacke arbeiten und hörte ihn von Bäumen und Blumen erzählen. Ich konnte seine Gegenwart beinahe spüren. Evert brachte mich hin, wir fuhren die Auffahrt hinauf und parkten das Auto unter den üppigen Rosensträuchern. Oma kam ruhig und entschlossen auf mich zu. Sie war mager geworden, strahlte aber Kraft aus, eine richtige alte Oma. Wir umarmten uns herzlich. Omas Stimme zitterte. In ihren Augen erschienen Tränen, aber ich glaube, mehr aus Freude, weil sie mich endlich wiedersah, als aus Kummer. Mama und Julia kamen auch. Oma und ich gingen in den Garten und redeten miteinander. Ich erzählte ihr von Dronrijp, aber vor allem von den schönen Dingen des Lebens, darüber spricht Oma immer am liebsten. Ich las ihr einige Gedichte vor und gab ihr eine Zeichnung, die ich für sie gemacht hatte.

Der Tag verlief auch weiterhin gut. Mama und ich haben im Garten gearbeitet. Ich hatte gar nicht gewusst, dass auch sie Blumen so sehr liebt und so gern im Garten arbeitet. Sie konnte mir über jede Blume etwas erzählen. Es interessierte mich. Sie sagte, ich sei verändert, angenehmer im Umgang, sanfter. Ich brachte das Gespräch schnell wieder auf die Blumen, ich hatte im Augenblick kein Bedürfnis, immer nur über mich selbst zu reden. Nur beim Abendessen ging es schief. Ich häufte mir ein bisschen auf den Teller, wie ich es bei Evert auch immer mache, um später noch einmal etwas nehmen zu können. Mama betrachtete meinen Teller und sagte: »Ist das alles, was du isst? Deine Portionen sind noch immer winzig. Isst du auch bei Evert nur so wenig?« Ich erschrak, geriet in Panik und konnte nicht mehr in Ruhe essen. Plötzlich war die Stimmung bei Tisch äußerst spannungsgeladen, und komischerweise war Oma die Einzige, die ruhig blieb und dem Gespräch eine andere Wendung gab. Das half mir, und ich wurde etwas ruhiger. Später habe ich Mama darauf angesprochen und ihr erklärt, dass ich mich sehr erschrocken habe, als sie das sagte. Sie verstand mich und versprach, sich mehr zurückzuhalten. Ich habe mit Julia gemalt und versucht, mich so viel wie möglich mit ihr zu beschäftigen.

Ich habe eine kleine Schwester, meine Schwester, wie groß sie schon wird, in meinem Kopf ist sie noch immer das Kleinkind mit kurzem, braunem, gerade geschnittenem Haar – und sehe sie jetzt, mit langen braunen Locken, wie ein Indianermädchen. Was sie wohl denkt, in welcher Welt sie wohl lebt? Oh, es tut mir leid, Julia, dass ich nie für dich da gewesen bin. Ich war immer nur eine strenge Schwester, du hast Angst vor mir gehabt, ich war bestimmend, dominierend. Fragte nie, wie es dir in der Schule ergangen war, mit deinen Freundinnen. Du bist so herrlich normal, ich wollte, ich könnte das, einfach nur im Hier und Jetzt sein, so wie du.

Sie blickte mit ihren großen braunen Augen ernsthaft ihr Bild an, das ganz genauso war wie meines. Sie war nicht zufrieden damit, und erst nach ein paar Pinselstrichen von mir schenkte sie es stolz Oma.

Und jetzt schaue ich mir einfach Fußball an, wie ein ganz normales fünfzehnjähriges Mädchen. Verrückt, dass ich die ganz normalen Dinge so genießen kann, ohne irgendetwas Extremes oder Spektakuläres zu erwarten. »Einfach mit dem Strom mittreiben lassen«, hätte Evert jetzt gesagt, ich konnte mir seinen Blick mit einem zufriedenen Lächeln vorstellen. Es geht mir gut, Evert. Und ich wusste, dass er meinen Gruß in Dronrijp spürte.

4. Juli

Oma und ich sind jetzt allein. Wenn ich sie anblicke, sehe ich mich selbst. Ihre mageren, knochigen Hände, ihre Augen, die viel gesehen haben und in denen außer Schmerz und Kummer trotzdem vor allem Willenskraft zu lesen ist, die Sturheit, wie auch immer überleben zu wollen, die ich bei mir selbst wiedererkenne. Wir schöpfen einer aus dem anderen Kraft, ich aus Oma und Oma aus mir. Wir sind beide auf einer aufsteigenden Linie. Beide haben wir den Tiefpunkt hinter uns, jeder auf seine eigene Art. Und nun können wir unseren Kummer teilen. Wir hatten ein schönes Gespräch über ihr Leben, den Tod meines Opas, und über meine Anorexie. Ich erzählte ihr ohne Scheu. Sie erschrak nicht, im Gegenteil, sie nannte mich immer wieder ein ›Mordsmädchen‹. Ich bin so froh, dass ich Oma wiedersehen durfte. Die Zeit musste wahrscheinlich erst reif dazu sein, dass wir beide die Konfrontation ertragen konnten.

Manchmal kann ich sehr enttäuscht über mich sein, und ab und zu verliere ich den Mut. Ich mache Fehler, und dann sehe ich, dass meine Anorexie nicht von einem Tag auf den anderen verschwindet, wie ich gehofft hatte. Es vergeht kaum ein Tag, ohne dass ich denke: Ich will nicht mehr, denn ich kann es ja doch nicht. Jedes Mal finde ich irgendwo wieder den Willen, weiterzumachen, gerade wenn es mir nicht so gut geht, beschleicht mich eine unglaubliche Lust zu kämpfen, mir selbst zu vergeben – die Anorexie steckt so tief in mir. Jeden Tag sehe ich als eine neue Chance, als Chance, um zu leben, um geben zu lernen, eine Chance, um gesund zu werden, es besser zu machen als am Tag zuvor, eine Chance, glücklich zu werden. Und komischerweise bin ich im Allgemeinen sehr glücklich, allerdings jetzt über andere Dinge, Dinge, über die ich früher hinweggetanzt wäre.

5. Juli

Ich habe jetzt ziemlich viel Zeit nachzudenken, vielleicht sogar zu viel. Und wenn ich dieses Tagebuch durchlese, frage ich mich, was mein Leben mir denn nun wirklich bedeutet hat; was hat mich berührt, wen habe ich geliebt? Ich möchte jetzt alles ganz anders machen. Einerseits habe ich fürchterliche Angst davor, wieder mein ›normales‹ Leben aufzunehmen, aber ich betrachte es auch als eine große Herausforderung. Es berührt mich im Augenblick alles sehr stark, und ich bin auch sehr auf der Suche nach Dingen, die mich berühren, bei denen mir das Herz aufgeht. Es hat sich mir wirklich eine Welt aufgetan. Es ist für mich ein merkwürdiger Gedanke, dass wir alle miteinander in derselben Welt leben und sie doch jeder so völlig anders erlebt. Zwei Menschen können sozusagen in derselben Straße wohnen, dieselbe Arbeit tun, und wenn man sie darüber reden hört, würde man schwören, dass sie über eine völlig andere Straße, eine völlig andere Arbeit sprechen. So kann man auch zusammen durch denselben Garten gehen, und der eine sieht ganz andere Dinge als der andere, und dennoch ist es derselbe Garten.

Ich merke, dass meine Kindheit mich sehr berührt. Oma und ich tauschen Erinnerungen aus, hören uns Kassetten an und betrachten Fotoalben. Ich muss ziemlich viel weinen.

Und nun bin ich plötzlich wieder in meinem Zimmer in Dronrijp und fühle mich ein bisschen herausgerissen. Aber Evert sagte, ich käme bei meiner Oma zu sehr mit alten Verhaltensmustern in Berührung – meine besorgte Mutter, Spannungen, Irritationen, und als Folge davon böse Worte von mir. Und jeder Wutausbruch frisst Energie. Wie schön es auch sei, ich müsse Maß halten. Ich verstand es und war nur etwas böse über die Art, wie es geschah; einfach plötzlich weggezerrt zu werden. Aber ich sah ein, dass es besser war. Wenn ich länger bliebe, würde ich wieder von einem Extrem ins andere fallen.

Ich fühle mich sehr unselbständig, alles was ich mache und sage, weiß Evert, spürt Evert. Manchmal überrasche ich mich dabei, dass ich Worte von ihm, die sich schön anhören, wiederhole. Ich werde ein bisschen neu geformt, nicht ganz natürlich, ich bin immer noch dieselbe Mo, aber er baut langsam, mit eiserner Disziplin eine Art neuer ›Festplatte‹ in mir auf, auf die ich immer zurückgreifen kann, wenn ich mich selbst verliere. Manchmal finde ich das schwierig und habe das Gefühl, keine eigenständige Person mehr zu sein. Aber Evert sagt, dass es gerade seine Absicht ist, dass ich meine eigene Person finde, so dass ich ein Mensch mit einer hellen und einer dunklen Seite sein kann, so dass ich glücklich sein kann und nicht zur Gefahr für mich selbst werde.

6. Juli

Es ist schon merkwürdig, auf Besuch nach Hause zu gehen, ein vertrautes Gefühl und zugleich ganz fremd. Nachdem wir bei Baba gewesen waren, ist Evert kurz mit mir nach Hause gefahren. Bei Baba war es richtig schön; ich hatte wieder dreihundert Gramm zugenommen. Sehr stark erlebte ich diesmal die Verbindung zwischen Evert und Baba. Baba bedankte sich bei Evert mit nicht mehr als nur einer Gebärde, aber das sagte mehr als hundert Worte hätten ausdrücken können. Ich sah einen Funken zwischen den beiden überspringen. Es gibt nur wenige Menschen, denen ich wirklich vertraue, aber vor diesen beiden habe ich viel Respekt, und was sie sagen, ist für mich einfach die Wahrheit.

Es ist äußerst schwierig, mich normal zu verhalten, wenn ich bei meinen Eltern bin. Ich bin immer ein bisschen verkrampft. Sie achten sehr auf mein Tun und Lassen, zumindest habe ich den Eindruck. Sie sehen das Positive, erschrecken aber sehr vor dem Negativen. Wenn es zu achtzig Prozent gut geht und ich zu zwanzig Prozent wieder in die alte Moïra zurückverfalle, sehen meine Eltern die zwanzig Prozent, die schiefgehen, viel deutlicher als die achtzig Prozent, die gut gingen. Beispielsweise wenn ich etwas erzwingen will, wie es geschah, als Humpolec zur Sprache kam und meine Eltern sich fragten, ob es überhaupt vernünftig wäre, wenn ich mitkommen würde. Ich fühlte mich sofort angegriffen, sprang auf wie eine Katze, die am Schwanz gezogen wird. »Ich will nach Humpolec, darauf freue ich mich so sehr. Wie könnt ihr so an mir zweifeln! Das ist es, worauf ich hinlebe, das ist es, worauf ich mich freue nach all diesen schweren Monaten, und nun wollt ihr mir das auch noch wegnehmen!« Alte Verhaltensmuster, Evert zufolge, worüber meine Eltern sich dann sehr erschreckten. Auch das gemeinsame Essen erlebe ich immer als eine große Anspannung. Wenn meine Eltern mir gegenübersitzen und sich alle Mühe geben, nicht darauf zu achten, was ich esse. Aber ich weiß, dass sie doch heimlich voller Hoffnung schauen, ob ich mir nicht einen Löffel Reis mehr nehme. Evert sitzt neben mir und gibt mir Vertrauen. Ich fühle mich schuldig gegenüber meinen Eltern, weil ich mich im Augenblick bei Evert sicherer fühle als bei ihnen. Sie sind wirklich ein bisschen wie Fremde für mich geworden und ich betrachte sie wie ein Außenstehender, nicht als ein Teil der Familie. Ich glaube, dass es sehr schwierig sein wird, meinen Platz in der Familie wieder einzunehmen.

An den Gesichtern meiner Eltern kann ich Schmerz ablesen, aber auch Sanftheit und eine gewisse Ruhe. Auch sie arbeiten hart an sich selbst, und wir freuen uns alle sehr auf die Sommerferien, wenn ich wieder nach Hause komme, wenn wir zusammen nach Humpolec fahren, aber zugleich haben wir Angst und sind nervös aus Furcht vor einem Rückfall.

Dennoch sind wir offen und schauen voll Vertrauen in die Zukunft. Manchmal mit etwas zu viel Vertrauen in mich, finde ich. Ich hoffe nur, dass ich es wert bin und nicht wieder alles verderbe.

7. Juli

Ich fühle mich ein wenig entwurzelt mit so vielen Orten, an denen ich zu Hause bin. Ich bin jetzt gut einen Monat bei Evert, und es ist viel geschehen in dieser Zeit. Ich glaube, dass ich in diesem Monat mehr gefühlt, mehr erfahren habe als in den ganzen vorangegangenen fünfzehn Jahren meines Lebens. Aber zugleich ist es beängstigend schnell gegangen. Die Zeit ist ein so merkwürdiges Phänomen. Ich bekomme hier so etwas wie einen Rhythmus. Die Tage fliegen vorbei, und wenn man betrachtet, was ich tue, ist ein Tag nicht von dem anderen zu unterscheiden. Gefühlsmäßig sind sie allerdings nicht zu vergleichen. Jeden Tag kommt irgendetwas an die Oberfläche. Eigentlich habe ich es ganz, wie es mir gefällt, in der freien Natur zu sein, am Wasser, schön vor mich hin zu grübeln, lesen, zeichnen und malen. Manchmal komme ich mir wie in den Ferien vor, aber das ändert sich um die Essenszeit herum, wenn ich spüre, wie die Panik wieder in mir aufsteigt. Oft fühle ich mich aber auch sehr einsam. Ich vermisse meine Freundinnen Roos und Sharon.

Ich habe nicht viele Freunde. Anfangs gab ich den anderen die Schuld, weil ich sie leer und oberflächlich fand. Ich sah auf sie herab und hielt mich selbst für besser als alle anderen, war selbst aber eigentlich leerer als alle anderen. Ich meinte, alles zu wissen, und hatte sozusagen das Gefühl, dass ich gar nicht mehr zu leben brauchte, mich auf einen Stuhl setzen konnte und gar nichts tun und nur zuschauen, wie falsch es alle machten.

Ich glaube, dass ich jetzt erst offen bin für andere Menschen, zuhören kann, Interesse zeigen kann und also auch offen bin für Freundschaften. Dennoch bleibt es schwierig. Ich kann zwar erzählen, wie es mir geht, aber all das Mitgefühl stört mich. Es ist sehr lieb gemeint, aber wenn sie mich nach meinem Wohlbefinden fragen, reicht es ihnen nicht, wenn man ›gut‹ oder ›besser‹ sagt; das glauben sie nicht. Also muss ich alle einzelnen Stadien beschreiben, und das macht mich so müde.

Unsere Welten sind so unterschiedlich. Wir können sie einander nur beschreiben, ein wirklicher Austausch aber ist nicht möglich.

Ich will gern wieder ein gesundes Mädchen werden und ausgehen. Das ist jetzt für mich so weit entfernt wie der Mond, aber ich weiß, dass die Zeit kommen wird, in der ich das alles wieder ganz normal finden werde. Es ist sehr schmerzlich, Mädchen in meinem Alter zu sehen, die unbesorgt kichernd in kurzen Röckchen herumlaufen, zu sehen, dass sie stolz auf ihr Aussehen sind, damit spielen und provozieren. Dann betrachte ich missgünstig ihre Rundungen und bin eifersüchtig, dass sie straff sitzende Jeans tragen können. Früher war ich auch so. Es ist nicht angenehm, die eigene Schönheit zu verlieren, vor allem, wenn man begreift, dass man wirklich nicht mehr schön ist. Das ist für mich ein besonderer Ansporn, ordentlich zu essen, denn mein Aussehen ist für mich immer wichtig gewesen. Aber am meisten sehne ich mich danach, wieder zu merken, dass meine Eltern mich voller Stolz anblicken.

8. Juli

Die Entscheidung ist gefallen: Am Sonntag gehe ich nach Hause. Die Sommerferien rücken näher, und wenn ich am Sonntag schon nach Hause gehe, habe ich noch ein paar Tage, um mich zu Hause wieder ein bisschen einzuleben und mein Zimmer einzurichten, bevor wir nach Humpolec fahren. Evert wird mich noch ein paarmal besuchen, bevor wir wegfahren, um mir zu helfen – und auch nach den Ferien werden wir regelmäßig Kontakt halten. Aber trotzdem bin ich sehr unsicher, zweifele an mir selbst, weil ich mich nicht an meine kleinen Absprachen mit Evert halten kann, meinen einzigen Halt. Ein paar Tage lang geht es gut, und dann falle ich wieder zurück. Ich berühre es gerade einmal, kann es aber nicht festhalten. Auch Evert ist ab und zu mutlos. Das tut furchtbar weh; er ist der Einzige, der an mich glaubt, der mir Vertrauen schenkt, der mich meiner Meinung nach ein bisschen versteht.

Ich fühle mich sehr allein und begreife nun mehr denn je, dass ich mein Leben selbst in der Hand habe. Evert kann mir helfen, aber letztlich entscheide ich, ob ich leben will oder nicht. Und ich weigere mich zu versagen, ich will weitermachen, beweisen, dass ich es kann. Ich weiß auch, dass ich es kann. Ich muss es nur festhalten und darf es nicht wieder loslassen, nicht verfliegen lassen. Ich ähnele wohl dem frisch geborenen Lämmchen von heute Nachmittag auf dem Bauernhof. Auf zitternden Beinen versuchte es die ganze Zeit zu stehen, aber immer wieder fiel es zurück ins Stroh. Die Mutter schaute voll Stolz ihr kämpfendes Junges an, auch wenn es fiel, und gab ihm ermutigende kleine Stöße. Was für eine Kampfeslust das Lamm hatte! Und als ich den Mut schon aufgegeben hatte, dass das Tierchen jemals würde stehen können und aus dem Stall würde laufen wollen – da stand es. Ich war mir selbst böse, weil ich das Vertrauen verloren hatte, und schöpfe Kraft aus diesem Bild. Nur fühle ich mich selbst gerade überhaupt nicht kräftig, sondern müde und mutlos.

Ich weiß, wenn Evert aus der Haut fährt, ist es zu meinem eigenen Besten, er macht es aus der Sorge vor einem Rückfall, wenn ich wieder zu Hause bin. Disziplin ist mein einziger Halt. Wenn es eine Zeit lang gut geht, nimmt mein Ego wieder das Heft in die Hand. Damit hat alles angefangen: Ich ersticke meine Umgebung und lasse keinen Raum, um die Dinge wachsen zu lassen. Das bedeutet letztlich meinen eigenen Untergang. Ich darf nicht zurückfallen, dann füge ich meinen Eltern mehr Schmerz zu denn je. Das bisschen Vertrauen, das jetzt da ist, will ich wachsen lassen. Auf der einen Seite ist es beruhigend, dass ich alles selbst in der Hand habe, auf der anderen Seite ängstigt es mich. Bin ich es denn wert? Ich versuche nämlich noch immer, so wenig wie möglich zu essen. Ich habe noch immer Anorexie. Ich sehe es und arbeite daran, aber ich bin noch lange nicht gesund, das weiß ich.

Ich wäre so gern mit großem Triumph von hier weggegangen, völlig geheilt, ohne noch Zweifel zu spüren, ohne noch Unruhe bei Evert und Niken zu sehen. Ich hätte gern mehr geben wollen, mehr von mir selber, mehr Liebe, so dass alles etwas mehr im Gleichgewicht gewesen wäre – ein schöner Abschluss und ein gutes Gefühl. Aber das geht alles nicht, weil es noch nicht fertig ist. Ich stehe erst am Anfang und muss jetzt ohne Evert weitermachen, allein. Jetzt kommt die schwierigste Phase, zurück in meine alte Umgebung, wieder in Berührung mit alten Verhaltensmustern zu geraten ohne zurückzufallen. Meine Eltern zu sehen, zu spüren, wie die Sache nicht gut läuft, Mama gehetzt durchs Haus laufen zu sehen, Papa müde zu sehen. Und ich, die durch alles irritiert wird und sich fast ausschließlich mit sich selbst beschäftigt. Wieder nebeneinander her leben. Nein, das darf nicht passieren. Ich wage nichts mehr zu versprechen, außer dass ich alles tun werde, um gesund zu werden. Jede Faser meines Körpers will dafür kämpfen, wieder gesund zu werden; sonst ist es auch nicht möglich. Ich darf auf keinen Fall zu nett zu mir selbst sein und keinen einzigen Zug der Anorexie akzeptieren. Ich habe jetzt von Evert gelernt, sie zu erkennen, zu sehen, was ich bin und was mein

Feind. Große Angst habe ich auch vor den Reaktionen meiner Umgebung. Ich habe Angst, als Kranke behandelt zu werden, geschont zu werden, von Menschen mit mitleidigen Blicken: »Ach, sie hat ja Anorexie, sie braucht ihren Teller nicht leer zu essen.« Angst, zu sehr verwöhnt zu werden und zu viel Zuwendung zu bekommen. Ich habe Zuwendung und Liebe nötig, aber die Welt darf sich nicht wieder nur um mich drehen, so dass ich mich darin verliere.

9. Juli

Ich bin wieder bei Oma zu Besuch gewesen. Sie sah sehr gut aus, hatte rote Bäckchen und schien fast ein junges Mädchen zu sein. Bei Oma habe ich für jeden ein Abschiedsgeschenk gemacht: für die Bäuerin einen Strauß aus Trockenblumen und für Evert und Niken habe ich eine Lilie gemalt.

Als ich wieder in Dronrijp war und jedem sein Geschenk gab, haben sie sich wirklich gefreut. Ich sah es an Nikens Reaktion. Sie forderte mich auf, mich zu ihr aufs Bett zu setzen, und das Bett ist in Indonesien heilig. Zum ersten Mal war Niken ganz offen und zeigte warmes Interesse. Als ich an dem Bild zu malen begann, habe ich ganz intensiv an sie gedacht, und auf meinem Papier erschien eine Lilie mit violettem Hintergrund. Später erzählte Evert mir, dass die Lilie in Indonesien eine wichtige Blume ist; sie symbolisiert neues Leben und Kraft. Violett ist die Farbe der Spiritualität. Ohne es zu wissen, habe ich etwas gemalt, das genau zu ihnen passt.

Ich kann nicht schlafen und werde verrückt von mir selbst. Es war ein schöner Tag, also habe ich keinen Grund zu grübeln, aber ich kann mich nicht entspannen, dauernd laufen die Ereignisse von heute vor meinem inneren Auge wieder ab. Immer ist da noch die Angst, dass ich den Tag über nicht genug gegessen habe. Dann denke ich immer weiter ans

Essen: was ich am nächsten Tag noch zusätzlich essen werde, dass ich ab jetzt besser essen werde, oder ich mache mir klar, dass ich mir gegenüber nicht ehrlich genug gewesen bin, dass ich zu wenig genommen habe und gesagt habe, ich sei satt, es aber eigentlich noch nicht war. Manchmal träume ich vom Essen oder dass ich abnehme. Manchmal stopfe ich mich nach einem solchen Albtraum nachts noch richtig voll.

Ich mache das Fenster auf und atme ein paarmal tief durch. Draußen ist es still, Dronrijp schläft friedlich. Es passt nicht zu meinem eigenen Gefühl, ich bin innerlich ein schäumendes Meer. Ich frage mich, was ich an meinen Essgewohnheiten verbessert habe, und ich finde es eigentlich ziemlich wenig. Ich versuche immer mehr zu variieren und bin bestimmt weniger ängstlich. Manchmal kann ich sogar etwas genießen. Dennoch schiebe ich das Essen immer noch so lange wie möglich hinaus, manchmal so lange, dass meine Hände zu zittern beginnen und ich nur noch ans Essen denken kann. Dann finde ich mich selbst so schwach. Ich schaffe es jetzt meistens, meinen Teller leer zu essen, und zwinge mich dazu, nicht mehr bei allem, was ich esse, darauf zu schauen, wie viele Kalorien es hat. Es ist und bleibt schwierig. Ich will zunehmen, ganz ehrlich, aber ich habe immer noch Angst vor kalorienreicher Nahrung, und die muss ich gerade essen, um zuzunehmen. Wenn man darüber nachdenkt, ist es eigentlich lächerlich, was ich mache, denn es läuft darauf hinaus, dass ich am liebsten zunehmen möchte ohne zu essen.

10. Juli

Ich bin jetzt zu Hause in Amsterdam und denke über die letzten Tage nach. Es ist schrecklich viel passiert. Gestern war ich noch in Dronrijp bei Evert, Niken und Dimas und habe mich noch nie so elend gefühlt wie gestern Abend. Noch niemals zuvor ist mir der Gedanke gekommen, meinem Leben ein Ende zu bereiten, einfach mit dem Kämpfen aufzuhören. Ich fühlte mich so völlig nichtig, nutzlos, wertlos, schwach, allein und enttäuscht. Ich hasste mich selbst. Ich war nichts, überhaupt nichts, nur eine arme Anorexiekranke. Für mein Empfinden waren diese fünf Wochen umsonst gewesen. Ich geriet völlig in Panik – ich konnte es nicht allein, dies bedeutete mein Ende, ich wollte nicht mehr, es hatte doch alles keinen Sinn mehr, wenn ich eine Lügnerin war und mich nicht mehr an die Absprachen halten konnte. Wohl tausendmal hat Evert gesagt: »Nichts wegwerfen, alles aufessen, nicht so viele Dinge zu dir nehmen, bei denen du aus deinem Körper herausgehst, wie Pfeffer und Ingwer, deine Sachen aufräumen, bewusst leben und Respekt vor dir selbst und vor deiner Umgebung haben.« Evert hatte Recht, weshalb sollte er sich so viel Mühe mit jemandem machen, der vor nichts Achtung hat, der nichts bedeutet und einfach liegen bleibt. Er hatte seine Hand von mir zurückgezogen, wollte nichts mehr mit mir zu tun haben.

Ich verstand es nicht. Gestern sagte er noch, dass es so gut laufe. Ich weiß, dass ich es kann, das habe ich doch gezeigt. Weshalb sagt er das eine Mal dies und das andere Mal das; es verunsichert mich völlig. Weiß er denn nicht, wie viel Eindruck seine Worte auf mich machen, dass ich abhängig davon bin? Ich habe noch versucht, mit ihm zu reden, aber das war völlig unmöglich. Wenn Evert kein Vertrauen mehr zu mir hatte, wie sollte ich das denn noch haben? Trotzdem muss ich weitermachen, mit oder ohne Everts Hilfe. Aber kann ich das überhaupt? Wie werden meine Eltern reagieren, sie fassen jetzt gerade ein bisschen Vertrauen, dass ich gesund werde. Ob ich dieses Vertrauen jemals wert sein werde, jetzt, wo ich alles verdorben habe? Werden sie mich überhaupt noch ernst nehmen, oder sehen sie mich als jemanden an, der nur lügen kann? Ich habe Angst. Warum, oh, warum war es für mich so schwierig, warum nahm ich nur zu viel Ingwer und Pfeffer, als Evert mir die Gelegenheit gab, selbst zu kochen, gerade am letzten Tag, als ich die Möglichkeit hatte zu zeigen, dass ich tatsächlich selbständig war und nach Hause konnte? Jetzt hatte ich alles verdorben.

Ich lief am Wasser entlang und wusste gar nichts mehr. Ich fühlte mich so allein, Evert und Niken hatten auch noch Streit, vermutlich meinetwegen, und morgen früh sollte ich nach Hause. Ich hätte es so gern gut zu Ende gebracht. Ich lief und lief immer weiter, es war das Einzige, was ich tun konnte, auch wenn ich nicht wusste, wohin. Sollte ich springen, mich ertränken? Ich blickte ins dunkle Wasser. Weshalb sollte ich noch kämpfen, es war eigentlich eine Schande, dass ich noch lebte. Ich musste dem ein Ende machen. Ein feiger Tod, nicht mutig die Pulsadern durchschneiden und das rote Blut aus mir herausfließen lassen. Nein, einfach springen und nicht schwimmen – die Kälte würde meinen mageren Körper sofort überkommen –, einfach verschwinden. Weshalb kämpfen, ich war doch nichts wert. Aber irgendwo in meinem Innern war ein leises Stimmchen, das sagte, dies sei nicht wahr, es sei nicht gut, was ich dachte. Ich sei es sehr wohl wert, ich dürfe einfach nicht aufgeben, so schwach sei ich doch nicht? Ich sei doch ein Kämpfer. Vielleicht hätte ich Evert verloren und auch das Vertrauen meiner Eltern, aber ich selbst sei doch immer noch da? Ich konnte die Dinge doch noch ändern, morgen konnte ich es doch wieder versuchen? In den letzten Wochen hatte ich so vieles gelernt, es wäre doch eine Sünde, wenn das alles mit mir im Wasser verschwände? Ich wollte an nichts mehr denken, nichts mehr fühlen. Ich beschloss, schlafen zu gehen, und hoffte, nie wieder aufzuwachen.

Als ich am nächsten Morgen meine Augen öffnete, schien die Sonne durchs Fenster, und alles sah ganz normal aus. Aber so allmählich kam die ganze Verzweiflung wieder herauf und ich verfluchte mich selbst dafür, dass ich noch lebte. Ich drehte mich um und wollte wieder einschlafen, um nichts mehr fühlen zu müssen. Aber ich bekam kein Auge mehr zu, die Sonnenstrahlen zwangen mich aus dem Bett. Ich verfluchte die Sonne, weshalb musste sie so scheinen, als wäre nichts los, wo doch mein Leben auf dem Spiel stand.

Der Abschied war bedrückend, Evert war immer noch böse, Niken traurig. Es verlief überhaupt nicht so, wie ich gehofft hatte. Im Auto bekam ich eine Moralpredigt von Evert zu hören, und mit jedem Wort, das er sagte, fühlte ich mich nichtiger. Er fand, ich hätte keinen Respekt vor mir selbst und vor seiner Familie. Er müsse sich dauernd auf mich konzentrieren, und wenn er mich nur kurz losließe, um sich seiner Familie zu widmen, fiele ich wieder völlig zurück. Er wollte mir helfen, aber wenn ich keinen Respekt zeigte, hätte es keinen Sinn.

Er fragte mich, ob ich noch irgendeinen Grund wisse, weshalb er damit weitermachen solle. Ich würde mich selbst kaputtmachen, und das könne er nicht mit ansehen. Er stieg wutschnaubend aus dem Auto, um Zigarren zu kaufen. Als er zurückkam, war er in vollkommen anderer Stimmung, ausgeglichen und ruhig. Er fragte mich wieder, was ich noch von ihm erwarten würde. Was sollte ich antworten? Was konnte ich noch mehr von ihm verlangen? Ich wagte nichts zu sagen, wagte kaum zu atmen, so viel Angst hatte ich, ihn wieder wütend zu machen. Er fragte mich, ob ich begreifen würde, weshalb er böse auf mich war. Ja, sicher; ich nickte heftig. »Kannst du mir einen guten Grund nennen, warum ich mit dir weitermachen sollte?«, fragte er.

»Weil ich weiß, dass ich es kann. Ich habe es bewiesen«, sagte ich mit unsicherer, zitternder Stimme.

»Das ist ja gerade das Schmerzliche, du hast so viel bewiesen, so viele fast unmögliche Dinge hast du fertig gebracht, aber du begreifst doch wohl, dass du sie festhalten musst, sonst haben sie überhaupt keinen Sinn.«

Es war einen Augenblick still, dann sprach Evert weiter: »Kannst du dir selbst verzeihen?«

Ich mir selbst verzeihen, durfte ich denn das noch? Und wie oft würde ich mir noch verzeihen müssen? »Ja, Evert, ich kann mir selbst verzeihen.«

»Kannst du etwas daraus lernen?« Sicher, ich war wieder gehörig wachgerüttelt worden und wollte noch einmal kämpfen, noch einmal zeigen, dass Everts Vertrauen nicht umsonst gewesen war. »Ja, Evert, ich kann etwas daraus lernen.« Ich war so dankbar, dass er nicht mehr böse war, und ich empfand Liebe und Achtung für Evert: Er gab mir meinen Selbstrespekt zurück. Evert sagte: »Moïra, wenn du willst, dass wir noch in Kontakt bleiben, dann treffe wieder Absprachen mit dir und mit mir. Und behandele dich mit Respekt, indem du dich daran hältst. Du hast in so kurzer Zeit so viele mutige Dinge geschafft, dann müssen diese Kleinigkeiten doch ein Klacks für dich sein.« Ich begriff mehr denn je, worum es ging, und fühlte die Verantwortung für mein eigenes Leben.

Und hier bin ich nun, zu Hause. Es ist ein merkwürdiges Gefühl. Mein Zimmer wirkte kalt und oberflächlich. Ich habe es einmal gründlich auf den Kopf gestellt, und jetzt hat es wieder Wärme. Alles hat warme, orangegelbe oder rote Farbtöne, eine orangefarbene Decke liegt über meinem Bett und an der Wand hängen selbst geflochtene Kränze aus Trockenblumen. Auf meinem Altar in der Mitte des Zimmers liegen Steine, und ein großer indonesischer Fächer ist dort ausgebreitet. Es ist fast ein Gespensterzimmer geworden. Aber in meinem alten Zimmer wurde ich immer mit schmerzlichen Erinnerungen konfrontiert.

Und im Übrigen heißt es jetzt abtasten, die Situation erfühlen; jeder ist sich alles dessen, was er macht, äußerst bewusst, und wir achten sehr aufeinander. Sie geben sich sehr große Mühe, dafür zu sorgen, dass ich mich wieder ganz zu Hause fühlen kann in der Familie. Es scheint jetzt, als hätte ich die idealen Eltern, aber ich weiß verflixt gut, dass das nur vorübergehend ist und dass ich auch nicht die ideale Tochter bin. Wir haben darüber gesprochen und wir erwarten auch keine Wunder voneinander. Wir können nur alle vier unser Bestes tun, um eine gute, harmonische Familie zu bilden. Wir haben uns um den Tisch gesetzt und neue Regeln aufgestellt, dass wir ab jetzt dreimal am Tag gemeinsam essen, den eigenen Dreck aufräumen, nicht im Gehen oder vor dem Fernseher essen, einander zuhören und so weiter. Die ersten Schritte sind gemacht, jetzt heißt es durchhalten.

Es ist inzwischen eine ganze Menge Zeit vergangen, seitdem Evert mich an diesem letzten Tag liebevoll wachgerüttelt hat, und ich kann es nun ein bisschen aus der Distanz betrachten. Vielleicht sind diese ›Zustände‹ am letzten Tag sogar sehr wichtig gewesen für die kommende Zeit. So konnte ich nämlich nicht stolz und übermütig nach Hause gehen, erzählen, wie gut ich mich wieder unter Kontrolle hatte, voll Übermut und ohne den geringsten Zweifel wieder anfangen, nach dem Motto ›Ich weiß ja alles‹, und wie ein ›wiedergeborener Mensch‹ dieselben Fehler machen, alles wieder ins Allgemeine ziehen, es plattwalzen mit schönen Worten und Weisheiten. Dadurch, dass Evert mich wieder mit beiden Beinen auf den Boden stellte, mir deutlich machte, dass ich überhaupt nichts verstanden hatte, konnte ich mich nicht hinter dieser Haltung verstecken. Nichts hatte ich mehr, außer dem kleinen Stimmchen, das ich in mir selber hörte, als ich der Verzweiflung nahe war. Als alles um mich herum schwarz war und ich mich wie betäubt fortbewegte, dieses kleine, aufmunternde Lichtlein, das war wirklich das Einzige, was ich noch hatte. Und das war gut so, denn ich trug etwas in mir, das wichtig für mich war. Respekt, Liebe und Geduld dann aufbringen, wenn ich wirklich bereit dazu war, sonst konnte ich es gleich bleiben lassen. Und wenn ich zweifelte, wenn ich ›nicht wusste, wie‹ und nur das kleine Lichtlein fühlte, dann wusste ich es in Wirklichkeit viel besser, als wenn ich geblendet war von dem grellen Licht des ›Ich weiß es alles‹.

In der ersten Phase bei Evert war ich wie eine Blinde, die das ›Große und Wahre des Lebens‹ gefunden hatte. Ich fühlte mich mehr oder weniger geläutert, alle diese schönen Worte und Weisheiten, wie hatte ich mich danach gesehnt, ich sog sie in mich ein und konnte nicht genug davon bekommen: Endlich ein Lehrer! Ich war wie in einem Rausch, fühlte mich zu einer Heilung aufsteigen, obwohl ich in Wirklichkeit immer noch abnahm.

Ich glaube, dass ich erst richtig meiner selbst bewusst wurde, als wir nicht mehr über all das Große sprachen, sondern Evert anfing, mir Fragen zu stellen: »Mo, was ist Liebe für dich, wen liebst du? Mo, wann bist du glücklich? Mo, wann bist du richtig böse? Mo, bei welcher Musik klopft dein Herz schneller? Diese Fragen brachten meine hohen Sockel ins Wanken, ich wusste keine Antworten. Wie konnte ich über Liebe sprechen, wenn ich nicht wusste, was das war? Wie konnte ich über Glück sprechen, wenn ich nicht wusste, wann ich selbst glücklich war? Wie konnte ich Respekt vor der Welt haben, wenn ich die Welt um mich herum überhaupt nicht sah? Plötzlich hatte ich keine Worte mehr. Und erst da konnte die wirkliche Heilung anfangen. Und Evert lehrte mich, mein Herz zu öffnen.

Ich habe Evert gebeten, für dieses Buch etwas darüber zu schreiben, wie er Menschen heilt. Er schrieb: »Durch deine Frage […] sind Tausende von Gedanken und Gefühlen in mir aufgestiegen. Wie fasst du das in Worte?! Und plötzlich wanderten meine Gedanken zu einem weisen Mann, zu Raden

Sigid Rakidjan, der mir vor langer Zeit einmal sagte: ›Aus dem Etwas ist ganz sicher Vorteil zu ziehen, aber etwas wirklich Brauchbares finden wir nur im Nichts. Es gibt Menschen, die über große spirituelle Angelegenheiten und Dinge sprechen, und zwar auf eine Art, als wären sie über alle Sternenhimmel hinausgeflogen, und dennoch haben sie keinen Schritt in das Begreifen ihres eigenen Nichts gesetzt. Sie mögen dann zu rationalen Wahrheiten durchgedrungen sein, aber zur Wahrheit, die Leben schenkt, kommt kein Mensch anders als über den Weg seines eigenen Nichts.‹ Diese Worte brachten mich auf die Antwort auf deine Frage: Ich mache das Nichts.«

11. Juli

Heute, am zweiten Tag zu Hause, wurde ich wieder sehr stark mit der Vergangenheit konfrontiert. Sharon, meine beste Freundin, kam vorbei, ohne vorher anzurufen, ohne dass ich darauf vorbereitet war. Es hatte mir sehr davor gegraut, alle diese Erklärungen, all das Gerede über mich selbst; wie sollte ich den anderen jemals klarmachen, was mit mir passiert war? Die richtigen Worte dafür finden, so dass sie es nicht falsch verstehen würden? Aber als Sharon als Erste einfach mir nichts dir nichts vor meiner Nase stand mit ihrem berühmten strahlenden Lächeln, ihrem langen blonden Haar und in schwarzen Kleidern – sie trug also noch immer ausschließlich Schwarz –, war ich froh, dass sie ihren Besuch nicht angekündigt hatte. Sie schenkte mir eine rote Rose, sehr lieb. Ich bedankte mich bei ihr. Meine ganze Angst war überflüssig gewesen, ich konnte einfach ich selbst sein. Ich brauchte mich nicht größer erscheinen zu lassen, als ich war, weshalb sollte ich auch? Ich war, die ich war, und das war okay. Es war wirklich nett. Wir lachten viel, und sie half mir in meinem Zimmer, den Schrank zu verschieben, und es war viel Wärme zwischen uns. War das

Freundschaft? Ich spürte, dass ich ihr wirklich wichtig war, aber auch, dass sie sehr über mich erschrak, wie die meisten Menschen, aber daran habe ich mich schon ein bisschen gewöhnt.

Ich habe die ganze Nacht vom Essen geträumt, von leckeren Sachen. Ich hatte Appetit und freute mich darauf, all das am nächsten Tag zu essen. Komisch, wenn man es sich ein Jahr lang nicht genehmigt hat zu essen oder zu genießen. Jetzt, da ich mir wieder erlaube zu essen, tut sich mir eine Welt auf. Einfach ohne Angst versuchen zu essen. Wenn ich mir vornehme, das zu essen, worauf ich Appetit habe, versuche ich es am nächsten Tag auch wirklich: Frikadellen beispielsweise, Sachen, die meine Anorexie mir absolut nicht erlaubte. Jetzt ärgere ich sie, indem ich gerade das esse, was sie mir nicht erlaubt hat, um zu zeigen, dass ich die Stärkere bin. Sie krümmt und windet sich wirklich, um wieder Macht über mich zu bekommen, aber das wird ihr nicht gelingen. Dennoch muss ich erst einmal schlucken, wenn ich die verbotenen Dinge auf meinem Teller habe, vor allem beim ersten Bissen. Dann probiere ich ein bisschen davon und finde es lecker, wage aber noch nicht, so viel davon zu essen, dass ich wirklich satt bin. Ich mache es für mich selbst, ich will zunehmen, und natürlich ermutigen mich die stolzen Blicke meiner Eltern. Aber ich tue es aus mir heraus, es besteht kein Zwang, auch nicht von meinen Eltern. Sie versuchen mir zu helfen, geben Ratschläge, weisen mich zurecht, aber alles in einer angenehmen, lockeren Art. Nun geht es gut, aber ich darf nicht zu früh jubeln, ich muss es klein halten und die Dinge, die Evert mich gelehrt hat, anwenden. Manchmal vergesse ich das.

Heute Mittag habe ich meine Kleider in den Schrank gehängt. Mama hat mir geholfen, ich konnte es nicht allein. Es tat so weh, all die schönen Kleider, die mir jetzt um die

Knochen hängen. Dann sehe ich mich selbst wieder auf hohen Hacken daherstolzieren. Ich weiß, dass es nicht gut ist, sich damit so zu beschäftigen, aber ich sehne mich so sehr danach, wieder schön zu sein oder zumindest normal. So, dass sich die Menschen nicht vor mir erschrecken oder sich kopfschüttelnd auf der Straße umdrehen. Deshalb bin ich auch so viel wie möglich drinnen. Ich schäme mich zu sehr wegen meines Aussehens, und das Schlimmste ist, dass ich mir das selbst angetan habe.

13. Juli

Es regnet unaufhörlich, vielleicht ist das die Ursache für meine etwas melancholische Stimmung. Morgen fahren wir alle zusammen nach Humpolec – die Ferien haben angefangen. Das entsprechende Gefühl stellt sich aber nicht ein; dieses Jahr vermisse ich das befreiende Feriengefühl. Ich bin schon eine ganze Weile nicht mehr zur Schule gegangen, aber das bedeutet nicht, dass ich Ferien gehabt hätte. Wenn ich meine Tagebücher durchlese, bekomme ich den Eindruck, dass ich hart gearbeitet habe und es noch immer tue. Früher sind die Ferien eine Flucht gewesen, fort von allem, aber jetzt gibt es keine Ferien von mir selbst mehr. Wo ich auch bin, was ich auch tu, ich bin selbst immer dabei. Ab und zu merke ich, dass ich vor mir selbst flüchten will und mich wieder nach einem Extrem außerhalb meiner selbst sehne. Jetzt zum Beispiel empfinde ich etwas wie: Okay, zu Hause geht es besser, mit dem Essen geht es gut, jetzt mal wieder etwas Neues. Dann denke ich mir wieder alles Mögliche aus, worauf ich mich freuen kann. Ich finde es noch immer sehr schwierig, ganz im Jetzt zu leben. Gerade so, als ob ich nun, da ich wieder ein bisschen normal werde, nicht mehr interessant wäre. Dies bleibt eine große Angst. Dennoch beschließe ich, keine Ferien von mir, wohl aber von meiner Krankheit zu machen; vielleicht ja für immer.

Eigentlich sollte ich ja nach den Sommerferien ein halbes Jahr in Prag leben, aber wegen meiner Krankheit ist es vernünftiger, wenn ich vorläufig noch nicht gehe.

Humpolec

Sommerferien 1998 - fünfzehn Jahre alt

14. Juli

Heute fühlte ich mich zum ersten Mal wieder ein bisschen wie ein respektabler Mensch. Bisher war ich mehr etwas Ungeschlechtliches, etwas, das sich selbst vollkommen verloren hat. Ein Wesen mit ausgemergelten Beinen, die sich beim Laufen nicht berühren und bei denen der Zwischenraum zwischen den Oberschenkeln breiter ist als die Oberschenkel selbst. Ein Wesen, das sich ängstlich betastet auf der Suche nach einem Stückchen Weichheit, aber mit einer Art Genuss nur Knochen findet. Jemand, der es bis vor kurzem kaum fertig brachte, seine Notdurft normal zu verrichten, und den der Gang zur Toilette die Kraft eines Marathons kostete.

Wer war diese Person? Das war ich, oder besser gesagt, diese Person hatte Besitz von mir ergriffen, mich beherrscht und mich fast besiegt. Heute fühlte ich, dass ich auf diese Person zurückblicken konnte. Ich fühlte, dass ich langsam aus ihr herauswuchs und dass der Kern sichtbar wurde, nicht nur für mich selber, sondern auch für Papa. Ich fühlte mich sehr erwachsen, als ich mit ihm zusammen auf der Wiese saß, er mit einem Glas Whiskey und einer Zigarre. Wir betrachteten die wunderbare Natur, das vollendete Bild, und erlebten die Ruhe, die über einen kommt, wenn man eine Landschaft betrachtet. Man kann sich dann nämlich nicht vorstellen, dass es schöner sein könnte, und man hat auch nicht das Bedürfnis, einen Baum oder eine Weide wegzunehmen oder zu verpflanzen – alles ist im Gleichgewicht. Papa und ich sprachen über unser Land, Tschechien, über das Gefühl, das es bei uns hervorruft, die Verbundenheit. Ich spürte, dass ein enges Band zwischen Papa und mir bestand – wir beide zusammen, und um uns die Natur. Ich war glücklich, er nahm an meiner Welt teil und ich an seiner. Es gab mir Ruhe; ich war nicht allein.

15. Juli

Es ärgert mich furchtbar, wenn Menschen Rücksicht auf mich nehmen, mir weniger auf den Teller häufen, mir weniger Fett geben und so weiter. Es ist dann so einfach für mich, dem nachzugeben, aber gerade das will ich nicht und mache es auch nicht. Denn zum Essen gehört das Glücklichsein. Auch dies ist eine neue Entdeckung für mich. Ich hatte nie begriffen, wie die Leute das ganze Essen mit fröhlichem Gesicht in sich hineinschaufeln konnten, sich überfressen konnten, um dann mit breitem Grinsen zu verkünden, wie satt sie seien. Und ich schaute zu und war stolz, dass ich nicht aß. Aber das hat sich geändert. Als ich bei Tisch saß und Mama und Julia so herrlich genießen sah, so fröhlich entspannt essen sah, beschloss ich, dass ich mich auch so fühlen wollte, wieder ein normaler Mensch mit einem frohen Herzen werden wollte. Und tatsächlich, es funktioniert. Ich esse und finde das Gefühl, satt zu sein, wunderbar. Ich habe Appetit und empfinde es nicht mehr als schrecklich, über das Essen zu sprechen. Ich finde es sogar schön zu überlegen, worauf ich Appetit habe. Sehr seltsam ist das, ich muss tief graben, um schöne Erinnerungen ans Essen zu finden. Aber langsam kommen sie wieder. Unsere liebe Mama macht alles fertig, und das Abendessen ist zum ersten Mal wieder richtig gemütlich. Ich werde hier langsam wieder glücklich. Ich muss alles in Ruhe tun und bin glücklich, mit Mama im Garten zu graben, gemeinsam mit ihr zu kochen.

19. Juli

Heute fühle ich mich wohl in meiner Haut und finde mich sogar ein bisschen hübsch in einem Blümchenrock, der sich im warmen Wind bauscht, mit einem Pferd an der einen und einem Füllen an der anderen Hand.

Ich nehme jetzt wirklich zu. Heute Mittag habe ich 48 Kilo gewogen. Ich strenge mich sehr an und stopfe mich oft voll, wirklich zu voll. Gestern ist mir das auch passiert. Mir wurde schlecht, und es kam wieder ein altes Gefühl in mir hoch: Am liebsten hätte ich das Abendessen ausfallen lassen. Es ist schwierig, das richtige Maß zu finden.

Meine Stimmungen sind noch sehr wechselhaft. Ohne jeden Anlass bin ich auf einmal furchtbar depressiv, und ich finde es äußerst schwierig, diesen Stimmungen nicht nachzugeben. Am liebsten möchte ich in einer perfekten, vollkommenen Welt leben und alles idealisieren – aber gerade das darf ich nicht tun. So einfach geht es nur, wenn man hier in Humpolec, im Paradies ist. Trotzdem muss ich mir angewöhnen, die Wirklichkeit nicht aus den Augen zu verlieren.

20. Juli

Ich sitze auf der Veranda und schaue zu den Menschen hinüber, die hier am Gesangskurs teilnehmen. Sie sitzen im Gras und schwatzen miteinander. Einerseits machen sie mich glücklich, weil ich mich allmählich wieder unter sie mische und Gespräche führe, ihnen zuhöre und auf diese Weise mich selbst für einen Augenblick vergessen kann, für einen Moment nicht nur mit mir selbst beschäftigt bin, mich nicht absondere. Aber es kostet mich noch viel Mühe. Oft merke ich, dass meine Gedanken abschweifen und ich nicht mehr höre, worüber gesprochen wird. Dann zwinge ich mich selbst wieder aufzupassen; und manchmal gelingt das. Aber nach einiger Zeit werde ich verrückt von ihrem Lachen, von ihrer unaufhörlichen Fröhlichkeit.

Heute war ein schwerer Tag, ich fühlte mich sehr schwach, krank, nutzlos und hässlich, beinahe wie ein Monster. Ich hatte ein schönes Gespräch mit Jitka, unserem früheren Au-pair-Mädchen, die hier voriges Jahr geheiratet hat. Sie ist sehr dick und erzählte mir davon, wie schwer es sei, in ihrem Körper zu wohnen. »Ich betrachte meinen Körper als etwas Vorübergehendes«, sagte sie. »Er fühlt sich nicht an wie mein Körper, ich bin nur zu Besuch darin.« Ich musste weinen. Ich kann meinen Körper auch nicht als den meinen akzeptieren. Heute Morgen, als ich im Bett lag, starrte ich meine mageren weißen Beine an, die ganz schwarz behaart sind (aus irgendeinem Grund bekomme ich auf einmal überall lange schwarze Haare, schrecklich). Sie fühlten sich nicht wie meine Beine an und ich wollte auch nicht, dass es meine Beine waren. Ich erzählte es Jitka, und sie legte ihre füllige Hand auf meine mageren Knie. Ich fühlte, dass sie mich verstand. Es war schön zu merken, dass wir genau dasselbe fühlen, so verschieden wir auch aussehen. Ich habe immer nichts gegessen, wenn ich mich elend fühlte, und sie hat gerade dann immer besonders viel gegessen. Sie strahlte Ruhe aus und lehrte mich fünf tibetanische Übungen, um den Tag gut zu beginnen, denn immer nur wie mit Scheuklappen sich selbst anzustarren und sich hässlich zu fühlen hat doch keinen Sinn und ist wirklich kein guter Tagesbeginn. Wie praktisch wäre es doch, einfach zehn Kilo von ihr zu übernehmen, so dass wir uns alle beide wohl in unseren Körpern fühlen würden. Plötzlich sah ich das Komische unserer Situation und sagte: »Jitka, alles, was du nicht isst, esse ich für dich.« Wir waren erleichtert, dass wir beide wieder lachen konnten.

21. Juli

Es ist sehr heiß, aber am Fluss ist es gerade noch auszuhalten. Das Wasser ist wie Gold, wenn die Sonne darauf scheint.

Ich liege hier in meinem Bikini und finde es immer etwas unangenehm, wenn die Leute vom Gesangskurs dabei sind. Aber jetzt, da ich mit Jitka hier liege und merke, dass auch sie es schwer hat, ist es schon ein bisschen weniger unangenehm. Sie hat auch einfach Freude am Wasser. Ich habe Jitka die Montignac-Diät erklärt. Ihr macht ihr Gewicht sehr zu schaffen, und sie will ernsthaft abnehmen. Das wurde mir gestern Abend klar, als Standa, Branos Vater, eine gemeine Bemerkung über ihren Umfang machte und sie fragte, ob sie vielleicht schwanger sei und ob sie noch Sport treibe, jetzt, wo sie als Hausfrau immer kochen müsse. Sie reagierte gelassen darauf, aber ich sah, dass es ihr sehr wehgetan hatte. Später ging sie leise in ihr Zimmer, wo ich sie weinend auf ihrem Bett antraf. Ihre Schultern zuckten und sie wirkte so hilflos in ihrem großen, kräftigen Körper. Sie schluchzte und sagte: »Ich bin ein dickes, dummes Schwein, das nur fressen kann.« Ich umarmte sie und verstand ihren Selbsthass. Ich suchte nach Worten, um sie zu trösten, und beschloss, sie mit nach draußen zu nehmen, fort aus diesem dunklen Zimmer. Unter dem Sternenhimmel haben wir lange miteinander gesprochen. Sie erzählte, dass sie sehr glücklich sei. Alles ginge gut. Sie war Lehrerin, hatte eine nette Klasse und tat ihre Arbeit gewissenhaft und mit viel Begeisterung und Freude. Es ginge endlich gut zwischen ihr und ihrem Mann, nur das Essen würde ihr das Leben vergällen. Wenn es schlecht ginge, würde sie essen und essen, und wenn sie einmal angefangen hätte, könne sie nicht mehr aufhören, bis sie so vollgegessen und ihr so schlecht sei, dass sie nicht mehr laufen könne. Dann sei sie befriedigt, hasste aber sich selbst. Nach einem solchen Fressanfall wolle sie wieder schlank werden. Dann würde sie etwas abnehmen, aber nach einer Woche hielte sie es nicht mehr aus und stopfe sich wieder voll und nähme dann doppelt so viel zu. Sie sagte immer nur, dass sie schwach sei, dass sie es doch nicht könne. Und ich wusste nicht, was ich sagen sollte, um sie spüren zu lassen, dass sie alles konnte, wenn sie es nur für sich selbst tun würde, aus Selbstrespekt und nicht für ihren Mann oder für ihre Umgebung. Ich versuchte es ihr zu erklären und sagte, ich würde ihr gern dabei helfen, gesund und lecker zu kochen und zu essen. Sie muss – genau wie ich – ihr Gleichgewicht finden, und wir verstehen und helfen uns gegenseitig. Sie sagte mir, sie sei jetzt dazu in der Lage, einen Entschluss zu fassen und sich daran zu halten, weil sie jetzt für sich selbst abnehmen wolle. Standa hatte sie ordentlich wachgerüttelt. Jetzt wusste sie, dass sie wirklich dick war und etwas daran ändern musste. Zuerst hatte sie es nicht sehen wollen und hatte sich, genau wie ich, eingeredet, dass der Spiegel doch immer nur ein Trugbild zeigen würde.

23. Juli

Ich bin alles andere als fröhlich. Wenn ich mich selbst anblicke, sehe ich allerlei Hässliches wie Haare auf meinen Armen, Beinen und Rücken, ich bin geradezu ein weißes Äffchen, bedeckt mit schwarzen Haaren. Und mein Kopfhaar fällt büschelweise aus. Ich wage es nicht mehr zu bürsten, aus Angst, dass nichts mehr davon übrig bleibt. Meine Kopfhaut schmerzt, mein Haar zieht, und wenn ich es wasche, ist der Ausfluss von all den langen Haaren verstopft. Und dann Pilz, überall Pilz, eine Art dünner Schuppen, die von der Sonne noch schlimmer werden. Nicht dass sie viel Sonne abbekommen, obwohl es Sommer ist. Ich laufe mit langen Ärmeln herum, ich bedecke alles, denn ich schäme mich wegen der Haare. Aber wegen der Schuppenflechte musste ich doch mit nacktem Körper vor der Schwester stehen. Ich bin mit Papa in ein tschechisches Krankenhaus gegangen. Im Wartezimmer sahen mich alle ganz lange an. Pah, dumme Menschen, ich sitze hier nicht wegen meiner

Magerkeit, nein, nicht wegen Anorexie, sondern wegen dieser verdammten Schuppenflechte. Als ich dann reinkam, musste ich mich ganz nackt ausziehen, ich schämte mich furchtbar und spürte die mitleidigen Blicke der Schwester wie Gift in meiner Haut. Sie wollte zuerst meinen Puls fühlen, sie machte sich wirklich Sorgen um mich. Mit lauter kalten Schläuchen und Apparaten fuhr sie über meinen ganzen Körper und zog die schwarzen Haare, die an den Instrumenten kleben blieben, mit. Ich biss mir auf die Unterlippe, wollte in Tränen ausbrechen vor Selbstmitleid. Schließlich sah sie sich die weißen Flecken auf meiner Haut an und sagte, dass dies nicht ihr Fachgebiet sei, dass ich nach Brünn müsste, hundertfünfzig Kilometer weiter, zu einem Hautspezialisten.

Es ist nicht gerecht, gerade jetzt, wo es gut geht mit dem Essen, kommt dieses Elend. Papa und Mama versuchen mich zu trösten, und ich weiß, dass sie Recht haben, dass ich noch Glück habe im Vergleich zu anderen Anorexiemädchen. Manche verlieren ihre Zähne oder müssen ihr Leben lang in einem Rollstuhl sitzen. Meine Unannehmlichkeiten sind nur vorübergehend, und die Haare sind nun wirklich nicht das Schlimmste, was einem passieren kann. Ich weiß, dass sie Recht haben, aber ihre weisen Worte nützen mir nichts. Ich sehe mich schon wieder selbst, wie ich Aufmerksamkeit erregen will, mich wieder nach Mitleid sehne und es bekomme. Aber wenn ich dann diese Aufmerksamkeit bekomme, werde ich nur böse; sie können doch gar nicht wissen, wie ich mich fühle! Sie haben gut reden, sie haben dieses ganze Elend nicht. Und ich weiß genau, dass diese Behaarung nur vorübergehend ist und dass es im Leben um etwas anderes geht als ums Aussehen. Ich mit meinen fünfzehn Jahren weiß so viel, aber ich fühle mich einfach anders, als es meinem Verstand zufolge sein müsste. Ich fühle mich einfach kaputt, hässlich, ein Misserfolg. Und wenn mir trübselig zumute ist, will ich, dass die ganze Welt sich auch so fühlt. Das ist falsch, ich weiß es. Trotzdem kann ich nichts daran ändern.

5. August

Gestern habe ich mir in Prag die Haare kurz schneiden lassen. Ich hätte nie gedacht, dass ich es tun würde, und als ich einmal auf dem Friseurstuhl saß und ein blondes Büschel nach dem anderen auf den Boden fallen sah, musste ich doch schlucken, vor allem, weil es noch nicht in Form geschnitten war. Jetzt fühlt es sich herrlich an und ich habe es noch keinen Moment bereut.

13. August

Ich habe schon eine Zeit lang nicht mehr geschrieben; es gibt eigentlich nichts wirklich Wichtiges, alles geht ruhig seinen Gang, bekommt eine Art Rhythmus. Ebenso ich, auch wenn ich manchmal außer mir bin, dann bin ich für einen Moment nicht mehr ich selbst, obgleich dieses Entfliehen schwieriger wird, je mehr ich an Gewicht zunehme. Manchmal gerate ich aus dem Gleichgewicht und verfalle in heftige Emotionen: Wut, Selbstmitleid oder Angst. Es ist schwer für mich, wenn Mama mich auffordert, wieder zurückzukehren zu der ›Mo, die ich bei Evert war‹. Es fällt mir nach wie vor schwer, keine freche, rechthaberische Antwort zu geben, wenn jemand mich zurechtweist.

In den letzten Tagen war es sehr heiß und wir haben nicht viel gemacht. Ich bin jeden Tag früh aufgestanden, um die Pferde zu versorgen, denn um neun Uhr war es oft schon zu warm. Am Nachmittag, wenn es sich abkühlte, gingen wir mit Papa zum Tennisspielen. Wir haben unsere ersten Stunden gehabt, und verständlicherweise war Papa sehr stolz auf seine Töchter. Er freut sich, dass er seine Leidenschaft jetzt endlich mit uns teilen kann. Plötzlich kamen Julia und ich auf den Geschmack und ich finde es wunderbar, schöne flache Bälle zu schlagen. Julia kann es auch schon ganz gut, und Papa ist, glaube ich, ein zufriedener Lehrer.

Nur beim Abendessen geht es wieder weniger gut, dann gerate ich gelegentlich aus dem Gleichgewicht. Ich esse und versuche, das Essen zu genießen, aber wenn ich meinen Teller halb leer habe, kann ich nicht mehr weiter. Und dann weiß ich nicht, ob ich wirklich satt bin oder ob es die alte Angst vor dem Zuviel ist. Ich vergleiche meine Portionen noch immer mit denen der anderen und habe Angst, dass ich vielleicht mehr esse. Papa und Mama blicken dann beide gespannt auf meinen Teller, und ich fühle mich kontrolliert. Ich kann es auch nicht aushalten, wenn Papa fragt, was ich gegessen habe. Ich bemühe mich so sehr, es geht langsam und mühsam, aber ich wiege inzwischen trotzdem ungefähr 50 Kilo. Ich erwarte ein Lob, wenn ich esse, aber stattdessen achten meine Eltern nur auf das, was ich habe liegen lassen. Dann ist die Atmosphäre zum Bersten gespannt, und ich fühle, wie mir die Tränen in den Augen brennen, wenn ich den letzten Bissen vor ihren Augen mühsam herunterbringe.

Anfangs ist es immer nett, im Restaurant zu essen, aber ich kann einen so vollen Teller nicht leer essen. Zu Hause geht es besser, weil ich ihn mir dann selbst auffüllen kann. Ich nehme immer etwas weniger, um die Sicherheit zu haben, dass ich meinen ganzen Teller leer essen und vielleicht sogar noch eine zweite Portion nehmen kann. Und wenn wir dann bei Kerzenlicht am Küchentisch essen, mache ich den Eindruck einer normalen, gesunden Tochter. Ich kann dann sogar lachen und bin nicht so fixiert. Aber im Restaurant geht es schief. Julia sagt dann immer ganz lieb: »Aber ich finde, dass Moïra gut gegessen hat, jedenfalls besser als gestern.« Wenn sie das sagt, verschwindet meine Wut und das Gefühl, nicht verstanden zu werden, und ich versuche, Verständnis für die Situation meiner Eltern aufzubringen, für ihre besorgte Reaktion. Es ist schwierig, denn ich bin da sehr empfindlich. Manchmal fühle ich mich wie eine umherspazierende Waage. »Moïra, bewege dich nicht zu viel, du hast genug getan, nachher hast du die zweihundert Gramm wieder runter.« Dann spüre ich, wie mir das Blut zu Kopfe steigt, und ich kann mich nicht mehr zurückhalten. Dann platze ich.

17. August

Heute habe ich mir zum ersten Mal ernsthaft Sorgen über meine Zukunft gemacht, und ich bin da gar nicht mehr so sicher. Ich stecke voller Fragen. Bis jetzt habe ich immer alles ganz genau festgelegt, mein Leben und meine Zukunft. Aber ich merke, dass nicht viel damit anzufangen ist und dass ich eigentlich gar nicht etwas so Besonderes bin. Ich weiß nicht, was das in mir ist, die Angst, normal zu sein, als Durchschnitt betrachtet zu werden. Ich will immer an erster Stelle stehen. Und wie verrückt es auch klingt, als ich so anorektisch war, fühlte ich mich weit erhaben über alle anderen. Ich war besser als die anderen, schöner, magerer, und ich fühlte fast so etwas wie Verachtung für Menschen, die normal aßen. Ich glaube, ich war beinahe stolz auf meine Krankheit, ich war etwas Besonderes, ich war interessant – damals beachtete man mich wenigstens. Ich hatte immer ein bestimmtes Ziel vor Augen und ging fast blind darauf los. Jetzt versuche ich erst einmal nachzudenken, bevor ich mich auf etwas stürze. Das Ziel der letzten Zeit war gesund zu werden und zuzunehmen. Und jetzt, wo das einigermaßen geht – ich wiege 51 Kilo –, wage ich weiter zu schauen als bis heute. Und die Zukunft ängstigt mich. Was soll ich aus meinem Leben machen? Was fesselt und berührt mich nun wirklich? Ich will etwas tun, für das ich mich erwärmen kann. Ich sehne mich nicht nach Geld, dessen Wohltat ist mir bekannt. Papa sagt, ich hätte noch genug Zeit, um darüber nachzudenken, ich solle mich vorläufig erst einmal auf mein Leben in Amsterdam konzentrieren. Er hat Recht; ich muss erst einmal wieder normal werden, mein Leben in Amsterdam gestalten, nicht in Träume flüchten, sondern weiterhin die Realität sehen und das Beste daraus machen. Ein paar gute Freunde, ein paar Hobbys. Uninteressant? Normal? Das Leben ist nicht mehr als das – nicht in diesem Augenblick jedenfalls.

19. August

Heute haben wir zu viert eine lange Wanderung gemacht. Ich war zwar müde, aber nicht anormal erschöpft, einfach angenehm. In der Zeit, als ich so abgenommen hatte, hätte ich diese Wanderung nie durchgehalten. Aber wenn der Körper sich wieder aufbaut, verträgt er mit demselben Gewicht offenbar mehr.

21. August

Ich habe große Angst, zur Schule zu gehen und mein Leben wieder aufzunehmen, denn ich habe nämlich gar kein Leben, nur eine Leere, und ich habe Angst davor, mir selbst darin zu begegnen. Es ist meine eigene Schuld. Trotzdem möchte ich so gern wieder erhobenen Hauptes die Schultreppen hinauflaufen, ohne das Getratsche zu hören: »Siehst du wohl, sie hat immer noch Anorexie, schau mal, wie mager sie ist.« Ich hatte gehofft, mein Gewicht wieder ganz zurückzuhaben, aber ich will alles zu schnell. Es müssen noch fünf Kilo mehr sein, damit ich meine Regel wieder bekommen kann. Ich wiege nun 52 Kilo, und darauf bin ich sehr stolz. Ich kann nichts daran ändern, ich weiß, dass sich das Leben um andere Dinge dreht als um das Aussehen, vor allem, da ich fast gestorben wäre, aber ich habe den Eindruck, dass ich die Welt ertragen kann, wenn ich sicher auftrete und mich schön finde. Allerdings bin ich immer unzufrieden gewesen mit mir selber: dicke Oberschenkel, Pickel und was weiß ich noch alles. Mama hat sich bestimmt tausendmal anhören müssen, wie hässlich ich sei, und sagen müssen, dass es nicht stimmte, aber ohne Erfolg. Und noch immer, sogar nach dieser Anorexie, kann ich mein Äußeres nicht loslassen.

Gestern hat sie mich wieder aufmuntern müssen; ich war völlig deprimiert. Ich wollte reiten, mich in mich selbst zurückziehen, aber im Stall schoss Misa auf mich zu und griff mich an, die Ohren angelegt. Erschrocken warf ich seine Boxtür zu und rannte schluchzend in mein Zimmer. Siehst du wohl, ich dachte, ich käme gut zurecht mit Pferden, hätte eine ganz besondere Beziehung zu ihnen, aber das war wahrscheinlich auch wieder eine meiner bekannten Illusionen, weshalb hätte Misa mich sonst anfallen sollen? Ich war dumm, ich war nichts und bedeutete nichts. Ich ließ mich auf mein Bett fallen, und Tränen des Selbstmitleids liefen mir übers Gesicht. Julia fragte, was los sei, und legte mir ihr Händchen tröstend auf den Rücken. Als ich es erklärte, sagte sie nur: »Das verstehe ich.« Und ich glaube, das tat sie auch wirklich. Mama kam und versuchte, mich zu trösten. »O Mama, ich kann nicht mehr, mir graut so sehr vor der Schule, ich mache mich selbst verrückt damit, weil ich mich danach sehne schön zu sein.« Ich stockte und konnte den Satz nicht zu Ende sprechen, immer wieder von einem Weinkrampf unterbrochen. Mama sagte: »Komisch, dass du Erwachsene gut ertragen kannst, sie anregst, und gleichzeitig Angst vor deinen Altersgenossen hast.«

»Aber ich verstehe sie nicht«, schluchzte ich, »ich kann nirgendwo Halt finden, auch nicht in mir selbst, und ich bezweifele, ob ich das normale Leben schon wieder ertragen kann. Ich glaube wirklich, dass ich es erst kann, wenn ich wieder das hübsche Mädchen bin und auch wieder etwas selbstbewusster.«

Julia sagte: »Aber du bist schon ein hübsches Mädchen, und ich bin überzeugt, dass im Herbst wieder zehn Jungs um dich herumschwärmen, wenn du weiter so gut isst.«

»Aber Julia«, sagte ich, »ich bin mehr als nur essen oder nicht essen, ich bin ein Mensch. Ich weiß nur noch nicht, was für einer.« Ich war traurig und fest entschlossen, mich nicht aufmuntern zu lassen, auch nicht durch Julias gut gemeinte Worte. Mama versuchte es noch einmal: »Wenn du einfach du selbst bist, kann niemand dich wirklich verletzen, und außerdem ist es so, dass alles, wovor es dir so graut, nachher sehr gut auszuhalten ist. Du hast in der letzten Zeit so vieles mitgemacht, dann muss der Anblick deiner Altersgenossen doch ein Kinderspiel sein.«

»Mama, manchmal frage ich mich, ob ich es überhaupt wert bin, dass ich eine neue Chance bekommen habe. Was ist, wenn ich wieder einen Trümmerhaufen daraus mache?«

»Liebes«, sagte Mama, »weshalb zweifelst du so an dir selbst? Ich bin froh, dass es dich gibt, und liebe dich, so wie du bist; ich kann von dir lernen.«

»Wirklich?« Diese einfachen Worte berührten mich sehr. Ich konnte offenbar auch etwas geben, und die Menschen konnten wirklich Liebe für mich empfinden. Wir drückten und küssten uns lange, und nachdem ich etwas gegessen und eine Weile gemalt hatte, fühlte ich mich viel besser.

Amsterdam

Herbst 1998 - fünfzehn Jahre alt

1. September

Es war ein sehr unangenehmes Gefühl, wieder zur Schule zu gehen, und ich war am ersten Tag schrecklich nervös. Zum Glück hatte ich am Wochenende davor Sharon und Roos schon gesehen. Sie machten mir Mut und waren beide ganz begeistert. Sie fanden es unglaublich, wie gut ich aussah. Ich habe mit 52 Kilo auch wieder das Gefühl, unter den Lebenden zu sein. In der Schule reagierten alle positiv. Viele Mitschüler kamen auf mich zu, um mir zu sagen, wie gut ich aussehen würde, und um zu fragen, wie es mir ginge. Meine Antwort war: »Gut.« Und toll war es, dass ich niemanden davon zu überzeugen brauchte, dass es mir gut ging, sie sahen es einfach. Nur bei denen, die wirklich interessiert waren, ging ich näher darauf ein. Ich hatte Angst gehabt, dass sie mich als Sonderling, als Kranke behandeln und übertrieben nett zu mir sein würden. Aber innerhalb weniger Stunden war es, als wäre ich nie weg gewesen, und ich fand die Schule schon wieder ganz schön langweilig.

3. September

Ich bin bei Baba gewesen, und er war wahnsinnig begeistert von mir (53 Kilo!). Er schlug mich so kräftig auf den Rücken, dass es immer noch wehtut, wenn ich lache.

Er erzählte mir etwas sehr Interessantes über die westliche Gesellschaft. Er sagte: »Jeder hier ist versessen auf eine gute Karriere, besser als die des Nachbarn, will es unbedingt weit bringen, etwas darstellen. Das Leben hier ist wie ein großer Wettkampf, sehr ermüdend. Jeder will den ersten

Preis gewinnen, nicht einmal mit dem zweiten oder dritten Preis ist man zufrieden. Man klettert auf eine Erhebung und fühlt sich ein paar Minuten lang als der Beste der Welt. Aber bald ist man nicht mehr interessant genug und muss vom Podium herunter, dann fängt der Wettkampf von neuem an. Aber es gibt auch noch einen, der auf dem Boden steht und die Medaillen austeilt. Wer möchtest du lieber sein? Wenn du mit beiden Beinen auf dem Boden stehen bleibst, ist es sehr praktisch, denn dann fällst du nicht.«

10. September

Ich finde es noch schwierig, in den Pausen normal zu essen, ohne darauf zu achten, was die anderen zu sich nehmen. Ich mache es doch, und mir fällt auf, dass nur wenige Mädchen normal essen. Das erschreckt mich, und ich erkenne mein eigenes Verhalten darin wieder. Dann fühle ich mich etwas hilflos mit meinen Erdnussbutterbroten und denke für mich: Sie essen nicht und sind doch recht kräftig; ich esse und nehme weiterhin zu. Jetzt ist das noch nötig, aber bald, wenn ich einfach weiteresse und immer mehr zunehme, bis ich ein Zehntonner bin, was soll ich dann machen? Auch nicht essen?

Es bleibt für mich ein Fragezeichen, wann man nun Anorexie hat. Beinahe alle Mädchen achten auf ihre Linie oder sind sich der Kalorienmenge bewusst, die sie essen. Bei der einen schlägt es an, bei der anderen nicht. Anorektische Neigungen werden meiner Meinung nach erst dann ernst genommen, wenn man schon Untergewicht hat, und oft steht es dann mit einem schon so schlimm, dass man nichts mehr daran ändern kann, denn wenn man einmal abnimmt, nimmt man immer weiter ab.

Lächerlich eigentlich, dass wir Mädchen immer miteinander konkurrieren, um anziehend zu sein, und so sein wollen, wie wir es schön finden: schlank, dünn, mager. Das

Verrückte an der Geschichte ist, dass wir uns nur unattraktiver machen, denn Männer lieben gerade weibliche weiche Rundungen.

23. September

Ich wiege jetzt gut 55 Kilo, aber warum dauert es so lange, bis meine Menstruation wiederkommt? Ich bin zufrieden und brauche von mir aus nicht mehr zuzunehmen. Ich muss mich allerdings erst wieder daran gewöhnen, Weichheit und Rundungen an mir zu fühlen, aber ich freue mich darüber und werde mich gut pflegen. Ich bin fest entschlossen, keinen Rückfall zu bekommen, auch wenn ich manchmal in Panik gerate, wenn ich zu viel esse oder spät abends noch mal zwei Stücke Brot mit Erdnussbutter nehme, weil ich immer noch das alte Gefühl habe, diese Angst, den Tag über nicht genug gegessen zu haben. Und wenn die Waage dann plötzlich ein halbes Kilo mehr anzeigt, erschrecke ich: Geht es jetzt so schnell? Das fehlt gerade noch, dass ich immer weiter zunehme und dick werde. Soll ich denn weniger essen? Was ist gesund, und was gehört zu mir? Nach einem solchen Tag, an dem ich viel gegessen habe, gehe ich am nächsten Tag fast automatisch auf Diät, und dann finde ich mich wieder schwach. Soll ich denn für immer anorektisch bleiben? Wann ist man eigentlich wirklich geheilt?

Ich weiß, dass ich jetzt der Boss bin und nicht die Anorexie, aber immer dieses Nörgeln, das bleibt. Es lässt mir keine Ruhe. Ob ich wohl jemals normale Essgewohnheiten haben werde? Ich versuche meine Hauptmahlzeiten jetzt etwas zu erweitern und dafür die Zwischenmahlzeiten wegzulassen. Abends nach zehn esse ich höchstens noch Obst oder trinke ein Glas Milch. Manchmal esse ich, während ich schlafwandele. Ich bin mir dessen zwar schwach bewusst, habe es aber nicht unter Kontrolle. Wenn ich dann wach werde, finde ich eine halb leer gegessene Schachtel Kekse neben meinem Bett.

Die schwierigste Aufgabe kommt jetzt, und die ist: das Gewicht halten, nicht abnehmen, ein Gleichgewicht finden und versuchen, alles maßvoll zu tun.

4. Oktober

Ich frage mich dauernd, wie ein intelligenter Mensch so etwas mit sich selbst machen kann, sich selbst einfach kaputtmachen. Rosalie hat sich das auch gefragt. Sie war meine beste Freundin, als ich acht Jahre alt war. Später ist sie nach Alkmaar gezogen, und ich war böse, ich fühlte mich im Stich gelassen und brach den Kontakt ab. Ich ließ alle ihre Briefe und Telefonate unbeantwortet. Ich glaube, ich habe ihr sehr wehgetan. Plötzlich rief sie an. Sie fährt nämlich jedes Wochenende mit ihrem Rad bei uns am Haus vorbei, weil ihr Freund bei mir um die Ecke wohnt. Ich war zu Hause und fragte, ob sie vorbeikommen wolle. Keine zwanzig Minuten später stand sie vor der Tür. Sie ist erwachsen geworden und sieht sehr gut aus. Sie saß mir gegenüber mit Nasenpiercing und Zigarette in der Hand. War das die Rosalie, die mit Puppen spielte und schöne Kleider trug? Aber ihre Augen waren es noch. Langsam kamen die Erinnerungen an unsere Kindheit wieder. Ich hatte sie vergessen, aber sie wusste noch alle Einzelheiten.

Ihr Leben ist in eine ganz andere Richtung gegangen, als wir uns das seinerzeit gemeinsam vorgestellt hatten. Es begann vor einem Jahr, als sie auf der Suche nach sich selbst war und mit den falschen Menschen in Berührung kam. Sex, Drogen und das harte Leben gaben ihr Sicherheit, sie lebte an ihren Gefühlen vorbei. Das kam mir sehr bekannt vor – genau in dieser Zeit hat meine Anorexie angefangen.

Jetzt sind wir beide im selben Stadium. Ohne miteinander Kontakt zu haben, machten wir dasselbe durch, und jetzt, wo wir so weit waren und das Bedürfnis danach hatten, begegneten wir uns wieder. Ich spürte, wie ich innerlich warm wurde. Die Dinge, über die sie sprach, und die Art, wie sie das tat, waren mir so bekannt. Endlich jemand, mit dem ich reden kann, jemand, der mich wirklich versteht, ich hoffe, dass ich wieder eine Freundschaft mit ihr aufbauen kann.

21. November

Das Leben fließt weiter und ich fließe mit, auch wenn ich manchmal lieber ein ruhig liegender Fels wäre, mitten im Fluss. Es kann mich zur Verzweiflung bringen, bin ich stark genug? Ab und zu kommt ein nagendes Gefühl des Zweifels in mir auf, des Zweifels an mir selbst. Bin ich ganz geheilt?

Es gibt Tage, an denen ich mich nutzlos fühle, an denen ich die große Leere wieder fühle. Ich kann es nicht in Worte fassen, aber es ist dann, als wären mein Kopf und mein Herz abgeschnitten von meinen Beinen und Armen, abgeschnürt mit einem kräftigen Gummiband. Dann begreife ich zwar, wie alles zusammenhängt, aber ich kann es nicht umsetzen. Dann tauchen alle schönen Worte und Weisheiten wieder auf und ich will gern etwas Nützliches tun, aber eigentlich müsste ich mich dann still hinsetzen und nichts tun. Einfach ganz still sein, meine Energie ›bündeln‹ und alles anwenden, was Evert mich gelehrt hat.

Es gibt auch Tage, an denen ich mir furchtbar dick vorkomme und weniger esse. Nach einer solchen Phase fühle ich mich wieder schuldig und mager, dann esse ich wieder normal, für mein Gefühl also viel. Ich bin so veränderlich wie das Wetter. Ob ich wohl immer dagegen ankämpfen muss? Und ob – wenn ich einmal nicht aufpasse – die Anorexie wieder die Oberhand bekommt?

Aber ich weiß, dass ich jetzt doch die Fäden meines eigenen Lebens in der Hand halte, auch wenn ich nicht alles richtig mache und es Tage gibt, an denen ich alles verderbe. Manchmal gerate ich in Panik bei dieser Erkenntnis, dann würde ich die Verantwortung für mein Leben am liebsten meiner Mutter geben und mich tief in ihrem Schoß verkriechen. Dann empfinde ich wieder Hass gegenüber meiner Unfähigkeit, wieder denselben Vernichtungsdrang. Aber dann höre ich ab und zu wieder Papas Stimme, die sagt: »Sterben kannst du immer noch, das ist die einzige Sicherheit, die du hast in deinem Leben. Das ist auch nichts Besonderes. Leben ist etwas Besonderes, also genieße es.«

Ein Bericht meiner Mutter
Amsterdam, April 1999

Liebevoller Hass und gehasste Liebe

›Ich bin ich. So sein, wie du bist, nicht mehr und nicht weniger. Ein Gleichgewicht finden zwischen Selbsthass und Eigenliebe‹, das war ihre Ernte, die Ernte unserer anorektischen Tochter. Ihre akute Krankheit begann mit einer harmlosen Diät wegen ihrer dicken Beine. Einmal unter fünfzig Kilo, war das gewünschte rasante Abnehmen nicht mehr aufzuhalten. Ihr Körper übernahm die Leitung. Gereinigt von jedem Gramm Zucker und Fett, gereinigt bis auf die Knochen, gereinigt, bis das Herz genug davon hatte und nichts anderes mehr übrig blieb, als schwach atmend im Bett zu liegen.

Die Wut hatte ihr Leben lang in ihr geschlummert, und in ihrem fünfzehnten Lebensjahr brach diese Wut aus. Sie nahm den Kampf gegen sich selbst auf. Herrlich auf eigenem Grundgebiet, keine groß angelegte Aktion, sondern ein Gefecht im eigenen Hause. Das Ruhige daran war, dass sie niemanden mehr zu hassen brauchte, alles blieb bei ihr selbst. Kein Gejammer mehr über die Klassenkameraden, Lehrer, Eltern und die ungerechte Welt, niemand bekam mehr die Schuld. Die Schuldige war sie selbst. In einer gewalttätigen Stille lag sie im Bett. Wie konnte sie sich selbst lieben, ihren knochigen, haarigen kleinen Körper, der nur noch auf dem Schoß warm wurde.

›Für sie da sein in ihrer größten Eigenheit, in innerer Stille und Zartheit. Ein Gleichgewicht finden zwischen Liebe und Entsetzen‹, das war unsere Ernte, die Ernte von einem an-

derthalb Jahre dauernden Leben mit einem kranken Kind. Das endlose Abwarten, wann der Boden erreicht sein würde, wann sie wieder geboren werden wollte. Und in der Zwischenzeit ihre Haut immer weiter liebevoll mit Rosenöl einreiben. Die fortwährende Berührung ihrer Hand war für sie der einzige Faden zum Leben. Ich wurde zeitlos im Warten und fühlte mich verloren unter den Menschen. Aber die zarte Liebe wuchs zwischen ihr und uns, zwischen ihr und mir, und zwischen ihr und ihr selbst.

Jetzt ist sie drei Monate lang zufrieden auf einem Gymnasium in Prag. Wir schicken uns jeden Tag eine E-Mail. Sie hat es geschafft, und ich bin stolz auf sie.

Nachwort

Für mein Gefühl liegt das alles schon wieder weit hinter mir, und es klingt merkwürdig, aber ich habe ab und zu Heimweh nach diesem Kampf, mich selbst zu überwinden. Am schwierigsten finde ich es, die Dinge, die mir wichtig sind, festzuhalten, wenn ich nicht durch ein tiefes Tal muss, sondern einfach in der Mitte bin.

Manchmal werde ich so mutlos von dieser ständigen Wiederholung: immer wieder einsehen, mir bewusst werden und zugeben, dass ich unbemerkt wieder ein Stück abgeglitten bin, um dann wieder mit meiner ganzen Kraft hinaufzuklettern. Mein Kampf wird immer kleiner und weniger sichtbar, wahrscheinlich nur noch für mich selbst, und das macht es nur umso schwieriger.

Ich betrachte meine Anorexie nicht als die dunkelste Zeit meines Lebens. Ich habe viele Schmerzen dadurch erlitten, aber in diesem Schmerz habe ich die schönsten, wahrsten Dinge erlebt. Ich habe Dinge erlebt und gelernt, die ich andernfalls niemals gesehen hätte, über die ich ohne weiteres hinweggetanzt wäre. Die Anorexie ist eine Lehre für mein ganzes weiteres Leben. Ich habe mehr Selbstbewusstsein bekommen – ich hatte es nötig. Ich habe gelernt, die Dinge, die mir bei anderen Menschen nicht gefallen, als Spiegelungen meiner selbst zu erkennen. Ich habe viel gelernt, aber es gibt nur weniges, was ich immer anwenden kann. Daran verzweifle ich manchmal. Aber dennoch, wenn ich mein Tagebuch durchlese, sehe ich, dass ich gewachsen bin.

Die Welt dreht sich nicht mehr nur um mich, ich interessiere mich jetzt für andere Menschen. Früher war das nicht der Fall; da fand ich ein Gespräch uninteressant, wenn es nicht um mich ging. Wenn ich jetzt mein Tagebuch durchlese, merke ich, dass ich keine anderen Menschen beschreibe, nur die Natur, und Menschen nur dann, wenn sie etwas mit meinen Gefühlen zu tun hatten, wie Brano oder Zoey. Noch immer bin ich egozentrisch und immer sehr präsent, aber ich versuche jetzt auf eine andere Art ›sehr präsent‹ zu sein. Nicht in dem Sinne, dass ich Aufmerksamkeit fordere oder dominieren will, sondern in dem Sinne, dass ich mir ›bewusst‹ bin, voller Zuwendung für meine Umgebung und auch für mich selbst. Das gelingt mir allerdings längst nicht immer.

Ich bin und war meinem Alter voraus und stellte mich auf einen Sockel. Ich fand Gespräche mit Altersgenossen uninteressant und war einsam. Jetzt bin ich dankbar für kleine, ganz normale Dinge im Leben. Ich versuche, nicht alles zu idealisieren, und werde nicht mehr depressiv, wenn etwas nicht sofort so geht, wie ich es mir vorgestellt hatte. Obwohl ich noch leicht von einem Extrem ins andere falle, muss ich sagen, dass meine Depressionen immer seltener geworden sind.

Wenn es eine Weile schlecht geht und ich niedergeschlagen bin, habe ich dasselbe Gefühl wie früher und manchmal sogar noch schlimmer. Mein einziger Halt ist dann mein Tagebuch, meine eigenen Worte, die mir wieder die Augen öffnen, denn wenn ich mich in einer solchen Stimmung befinde, will ich nichts aus meiner Umgebung akzeptieren.

Obwohl ich nicht mehr krank bin, wird die Anorexie mein Feind bleiben, oder meine beste Freundin, denn sie hat mir Respekt vor dem Leben beigebracht. Ich werde sie wohl immer mit mir herumtragen, aber ich bin jetzt in der Lage, sie zu erkennen. Manchmal fühle ich mich wieder sehr dick oder scheußlich mager, aber dann begreife ich, dass ich noch genauso aussehe wie gestern, und gestern war ich glücklich.

Bis zu diesem Punkt hätte ich nicht kommen können ohne alle die Menschen, zu viele, um sie aufzuzählen, die mich gestützt haben mit ihren Briefen und Karten, aufmunternden Worten und Gedanken und vor allem mit ihrem Glauben und Vertrauen in das ›Wunder‹ der Heilung.

Danke, Baba, dass du dich so tief mit mir verbunden hast, dass ich mit dem Leben verbunden geblieben bin.

Danke, Evert, dass du mir die Augen geöffnet hast, mir Einsicht und neue Kraft gegeben hast, und danke für die unerschöpflichen Mengen an Liebe, die du mir gegeben hast.

Danke, Niken und Dimas, dass ihr offen für mich wart und mich aufgenommen habt.

Danke, Mama, dass du mich zur Welt gebracht hast und mich gelehrt hast zu genießen, danke für dein beharrliches Vertrauen, für unsere Gespräche.

Danke, Julia, für deine Klarheit, deinen Humor, deine Weisheit.

Danke, Papa, dass du mein Vater bist und mir das Gefühl gegeben hast, dass ich nicht ganz allein bin, für die Gespräche und die Wanderungen.

Danke, Oma, für die Wärme und das Verständnis, die du immer für mich hattest. Wie mager ich auch war, ich war deine Enkeltochter und du bist immer stolz auf mich geblieben.

Danke, Roos, für deine Freundschaft und deine Treue und dafür, dass du meinen Körper gewärmt hast, für deine Sorgfalt.

Danke, Sharon, für dein herzliches, offenes Lachen, das immer da war.

Danke, Welt, dass du so schön bist.

Danke, Leben, dass du mich hast leben lassen, und ich verspreche dir, dass ich mit Respekt leben werde.

Moïra